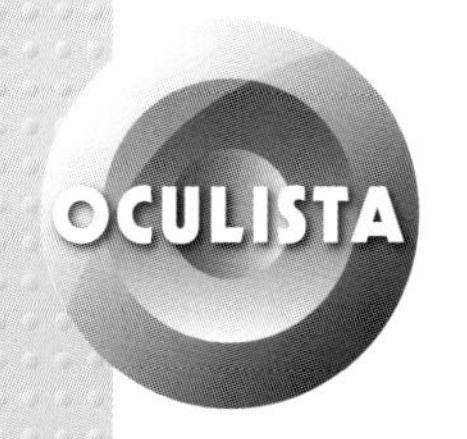

編集企画にあたって…

今回のテーマは眼[illegible]学生の頃，眼科の教科書に「眼瞼けいれん」等はありませんでした．1997年(私が医師になって3年目)には眼瞼けいれんに対するボツリヌスＡ型毒素療法の認可が下りましたが，当時は脳神経内科が中心であり，眼科で実際にボツリヌス注射を行ったり，眼瞼けいれんという疾患を適切に診断したりはできていなかったと思います．

しかし，徐々に，眼瞼けいれんという病気が瞬目の異常であり，眼瞼がピクピク痙攣する病気ではないことが広く周知されるようになると，眼科医も，ドライアイ患者のなかの点眼治療に抵抗する「不定愁訴の多い面倒な患者」が，眼瞼けいれんかもしれないと知るようになります．そして，この軽症の眼瞼けいれん患者にこそ，ボツリヌス治療が奏効します．眼科医だけが，これらの患者を早期に発見し，早期に治療し重症化を防ぐことができます．眼瞼けいれんは，放置していると強い閉瞼のため開瞼が困難となる機能的失明に陥ってしまう重篤な疾患です．

眼瞼けいれんという疾患を理解し，早期に治療を開始するために，また，重症例にも対応できるように，今回は前半に，局所ジストニアである眼瞼けいれんの診断，ドライアイとの類似点，実際の治療という基本を，後半に薬剤性眼瞼けいれんを含む難治性眼瞼けいれんへの取り組みという構成としました．眼瞼けいれん患者には，ボツリヌス治療と上手く付き合い日常生活の質を上げる，という考えを受け入れていただく必要があります．遮光眼鏡を含む保存的治療は，すべての患者に情報提供すべき内容です．患者教育として，小さな効果を大切にして劇的な効果を望まないという姿勢も大切です．また，患者の治療に対する満足度は，ボツリヌス治療の副作用が強く出ると低くなります．治療側が副作用に精通していることが必要ですし，日々進化する新しい外科的治療の存在を知っておく必要もあります．これらの重要事項について，私が是非この先生に！と思った先生方に執筆をお願い致しました．眼瞼けいれんという厄介な病気に罹患してしまった患者に寄り添ううえで，眼科医として必要な知識ばかりです．お忙しいなかご執筆いただいた先生方には，心から感謝申し上げます．

最後に，今後の展望について，脳神経内科の目崎高広先生にご執筆いただけたことも私には感激でした．総論として素晴らしい内容となっています．是非，ご一読下さい．

2022年2月

木村亜紀子

KEY WORDS INDEX

和 文

か

開瞼失行 • 19, 62
感覚運動連関 • 9
感覚トリック • 57
眼科クリニック • 25
眼瞼解剖 • 40
眼瞼けいれん • 1, 25, 40, 62
眼瞼ミオキミア • 25
眼痛 • 1
顔面けいれん • 40
眼輪筋切除術 • 49
クラッチ眼鏡 • 57
血管減圧術 • 25

さ

視床下部 • 1
ジストニア • 19, 62
遮光レンズ • 57
羞明 • 1, 33
瞬目 • 1
瞬目異常 • 19
症候性眼瞼けいれん • 33
睫毛欠損 • 49
神経障害性疼痛 • 9
生活の質 • 57

た

中枢感作 • 9
超極薄テープ • 57
ドライアイ • 9, 19

は

パーキンソン病 • 33
病的疼痛 • 9
副作用 • 40
閉瞼失行 • 62
片側顔面けいれん • 25
ベンゾジアゼピン系薬剤 • 33
ボツリヌス毒素A注射無効例 • 49
ボツリヌス毒素療法 • 40
ボトックス注射 • 25
本態性眼瞼けいれん • 19

ま, や, ら

無力化 • 49
メージュ症候群 • 62
薬剤性眼瞼けいれん • 33
リオラン筋 • 49

欧 文

A

apraxia of eyelid closure • 62
apraxia of eyelid opening • 62
apraxia of lid opening • 19

B

benzodiazepines • 33
blepharon spasm • 25
blepharospasm • 1, 40, 62
blink • 1
blink abnormality • 19
botox • 25
botulinum toxin therapy • 40

C, D

central sensitization • 9
clutch glasses • 57
disabling • 49
drug-induced blepharospasm • 33
dry eye • 19
dry eye disease • 9
dystonia • 19, 62

E, H

essential blepharospasm • 19
eye lid myokymia • 25
eyelid anatomy • 40
hemifacial spasm • 25, 40
hypothalamus • 1

M

madarosis • 49
Meige syndrome • 62
muscle of Riolan • 49

N, O

neuropathic pain • 9
neurovascular decompression • 25
ocular pain • 1
orbicularis oculi myectomy • 49

P

Parkinson's disease • 33
pathological pain • 9
patients with benign essential blepharospasm refractory to botulinum toxin-A injection • 49
photophobia • 1, 33
private practice • 25

Q, S, U

quality of life：QOL • 57
secondary blepharospasm • 33
sensory trick • 57
sensory-motor integration • 9
shading lens • 57
side effect • 40
ultra-thin tape • 57

WRITERS FILE

（50 音順）

岩佐　真弓（いわさ まゆみ）

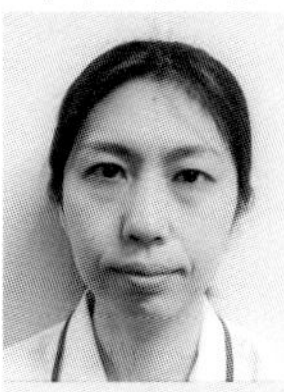

2008年　東京大学卒業
2010年　青梅市立総合病院臨床初期研修終了
　　　　井上眼科病院
2011年　順天堂大学浦安病院
2012年　井上眼科病院
2021年　北里大学医学博士取得

田川　義晃（たがわ よしあき）

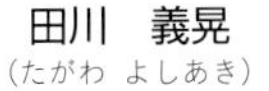

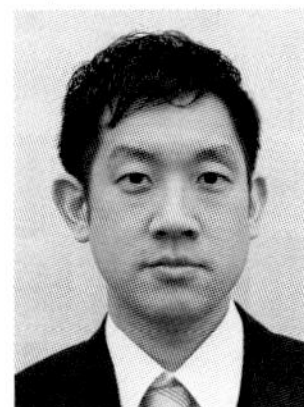

2008年　慶應義塾大学卒業
　　　　JA 北海道厚生連札幌厚生病院，初期研修医
2010年　北海道大学大学院医学研究科眼科学分野入局
2011年　手稲渓仁会病院眼科
2019年　北海道大学医学研究院博士課程卒業
　　　　同大学病院眼科，医員
2021年　同，特任助教

前田　秀高（まえだ ひでたか）

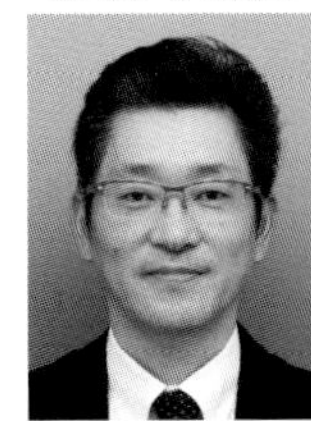

1994年　兵庫医科大学卒業
1999年　神戸大学大学院医学研究科卒業
2000年　同大学医学部附属病院，助手
2002年　米国ヒューストン大学留学
2006年　田附興風会医学研究所北野病院眼科，副部長
2008年　前田眼科，院長
2016年　医療法人前田眼科，理事長

木村亜紀子（きむら あきこ）

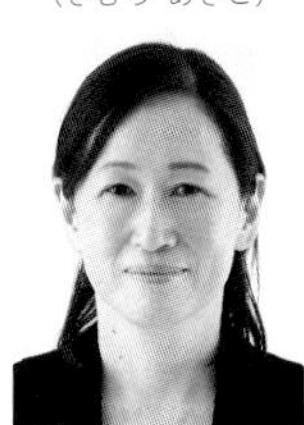

1994年　兵庫医科大学卒業
1997年　同大学病院眼科，医員
2003年　同大学大学院卒業
　　　　同大学眼科学講座，助手
2008年　同，講師
2013年　同，准教授

根本　裕次（ねもと ゆうじ）

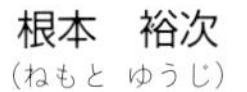

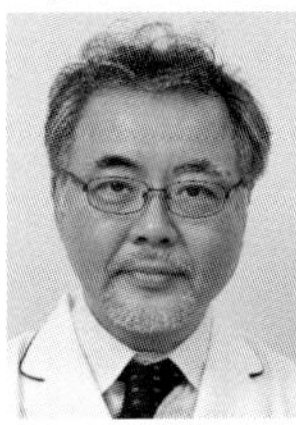

1985年　横浜市立大学卒業
　　　　川崎協同病院，研修医
1987年　横浜市立大学形成外科
1988年　帝京大学眼科入局
1990年　水戸赤十字病院眼科
1992年　帝京大学眼科，助手
1999年　同，講師
2006年　同，助教授
2008年　同，准教授
2016年　日本医科大学眼科，非常勤講師

増田　明子（ますだ あきこ）

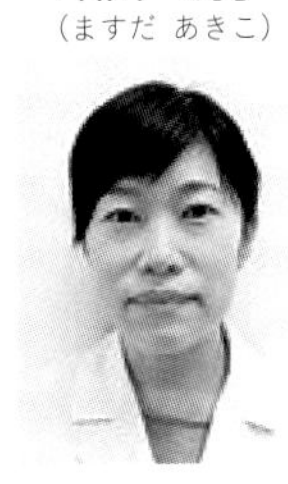

2001年　兵庫医科大学卒業
　　　　同大学眼科入局
2008年　同，助教
2015年　同，学内講師
2017年　同，退職
　　　　同，非常勤医師
　　　　西宮回生病院眼科，部長
2020年　兵庫医科大学眼科，助教

高橋　靖弘（たかはし やすひろ）

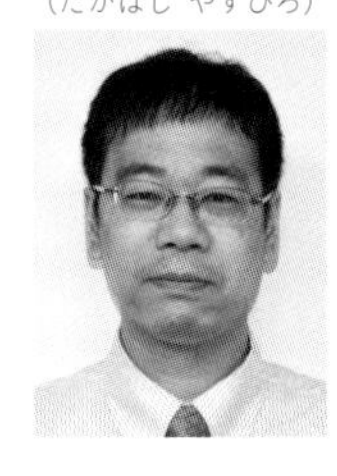

2002年　和歌山県立医科大学卒業
　　　　大阪市立大学附属病院眼科，研修医
　　　　大阪掖済会病院眼科，医員
2005年　大阪市立大学大学院医学研究科入学
2008年　聖隷浜松病院眼形成眼窩外科
　　　　Singapore National Eye Centre 留学
2009年　大阪市立大学大学院医学研究科修了
　　　　愛知医科大学眼科，助教
2014年　同，講師
2016年　愛知医科大学病院眼形成・眼窩・涙道外科，准教授
2016～18年　アジア太平洋眼形成外科学会，副理事長

原　直人（はら なおと）

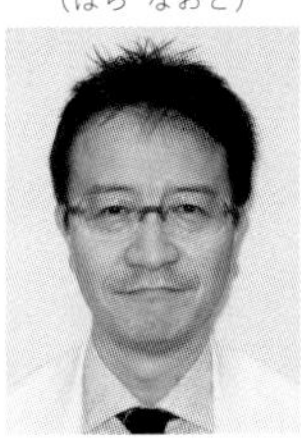

1988年　北里大学卒業
1994年　同大学大学院医学研究科外科系修了
1995年　Indiana 大学眼科留学
1996年　Johns Hopkins 大学神経内科留学
1998年　東大和病院眼科，部長
2002年　神奈川歯科大学眼科，助教授
2004年　同大学附属横浜クリニック眼科，教授
2014年　国際医療福祉大学保健医療学部視機能療法学科，教授

目崎　高広（めざき たかひろ）

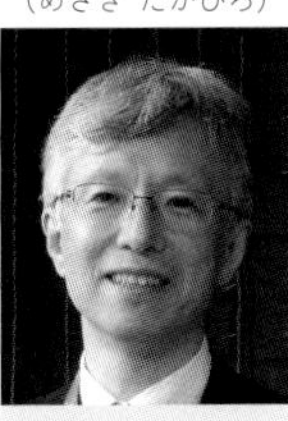

1985年　京都大学卒業
　　　　同大学神経内科入局
1994年　同大学大学院修了
1996年　榊原白鳳病院，院長
1999年　同，名誉院長
2001年　京都大学神経内科，助手
2004年　榊原白鳳病院，診療顧問

山上　明子（やまがみ あきこ）

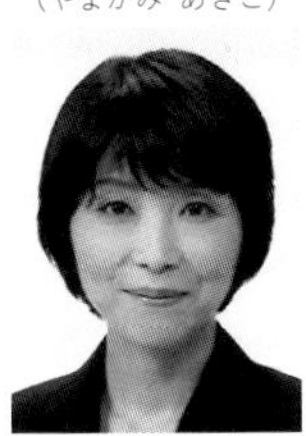

1993年　山形大学卒業
　　　　横浜市立大学医学部附属病院，研修医
1995年　帝京大学眼科
1997年　東京都老人医療センター
2001年　東京逓信病院眼科
2011年　井上眼科病院

放っておけない眼瞼けいれん
—診断と治療のコツ—

編集企画／兵庫医科大学准教授　木村亜紀子

眼瞼けいれんの診断—ジストニア—……………………………………………原　　直人　*1*

眼瞼けいれんは，局所ジストニアに分類される．眼瞼の痙攣に加えて異物感・ドライアイ症状等の眼周囲違和感，そして強い羞明感を捉えて総合的に診断することが必要である．

ドライアイと眼瞼けいれんの類似点…………………………………………田川　義晃　*9*

眼瞼けいれんはしばしばドライアイと診断されてしまう．ドライアイ，眼瞼けいれんの両者に感覚過敏症状が存在することがその原因と考えられる．

本態性眼瞼けいれんへのボツリヌス毒素療法…………………………増田　明子　*19*

ボツリヌス毒素療法は眼瞼けいれんに対して唯一保険適用が認められている治療法であり，患者の日常生活の質（quality of life：QOL）の向上が得られるため，積極的に取り組むべき治療である．

一般クリニックにおけるボツリヌス毒素療法…………………………前田　秀高　*25*

ボトックス治療を始めたいがどうしたら良いかわからないという方や，患者満足度を上げるためのコツを模索している方向けにボトックス治療のコツと工夫について概説した．

薬剤性眼瞼けいれん，症候性眼瞼けいれんへの対応………………岩佐　真弓　*33*

向精神薬による薬剤性眼瞼けいれんでは薬剤調整を検討する．症候性眼瞼けいれんは変性疾患等の対応を行う．いずれもボツリヌス毒素療法や遮光眼鏡等の対症療法は有用である．

Monthly Book
OCULISTA
編集主幹／村上 晶　高橋 浩　堀 裕一

CONTENTS

No.109 / 2022. 4◆目次

ボツリヌス毒素療法の副作用……………………根本 裕次　*40*

ボツリヌス毒素療法の局所副作用は概ね一過性で予後は悪くない．生じやすい症例の検出，事前の説明，安全な投与方法，発症したときの鑑別等を確実に行う必要がある．

眼瞼けいれんに対するリオラン筋無力化併用眼輪筋切除術………高橋 靖弘　*49*

リオラン筋無力化併用眼輪筋切除術は，下眼瞼眼輪筋，皺眉筋，および鼻根筋切除をしなくとも，重篤な術後合併症を回避しつつ高率で眼瞼けいれん症状の改善が期待できる．

眼瞼けいれんに対する補助治療……………………山上 明子　*57*

眼瞼けいれんはボツリヌス毒素療法が主体となるが，クラッチ眼鏡や遮光レンズの使用，眼周囲のテープ貼布等を併用することで QOL を改善させることができる．

眼瞼けいれんの病態と今後の展望……………………目崎 高広　*62*

眼瞼けいれんは局所性ジストニアであり，脳の運動制御システムの異常が原因と考えられる．ボツリヌス毒素療法が第一選択であり，治療困難例には手術が行われる．

- Key words index……………前付 *2*
- Writers File……………前付 *3*
- FAX 専用注文書……………*71*
- バックナンバー 一覧……………*73*
- MB OCULISTA 次号予告……………*74*

「OCULISTA」とはイタリア語で眼科医を意味します．

MB OCULI. No. 109：1－7, 2022

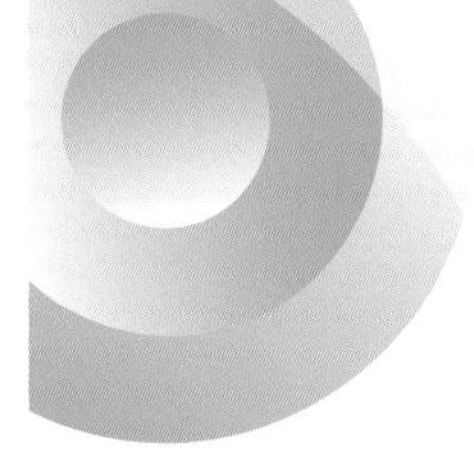

特集／放っておけない眼瞼けいれん―診断と治療のコツ―

眼瞼けいれんの診断 ―ジストニア―

原　直人*

Key Words： 眼瞼けいれん(blepharospasm)，瞬目(blink)，羞明(photophobia)，眼痛(ocular pain)，視床下部(hypothalamus)

Abstract：眼瞼けいれんは，眼輪筋のステレオタイプ化された両側性の同期性けいれんを特徴とする．痙攣は短時間または持続する場合があり，眼瞼の狭窄化または閉鎖を誘発する．そのため機能的失明となっている．他の関連する症状には，眼瞼けいれんを一時的に改善できる知覚トリック，関連する眼瞼開口部の失行，および自発的瞬目率の増加等を示す多彩な症状を持つジストニアとしての中枢性瞬目制御異常である．眼瞼けいれんの診断は，羞明，眼周囲違和感感覚症状(感覚異常としての眼瞼けいれん)および精神症状といった多彩な症状を問診し，不随意運動のジストニアとしての眼瞼けいれんを疑って，視診による眼瞼の運動所見(運動異常としての眼瞼けいれん)から行っている．

はじめに

本態性眼瞼けいれんは，間代性・強直性の痙攣が両側の眼輪筋に不随意に間欠的に反復出現することで閉瞼が生じる疾患とされる．局所ジストニアの一種とされ，大脳基底核を中心とする運動制御機構の機能障害と考えられている．重症例では，開瞼障害をきたして機能的失明に至る．眼瞼けいれんの病態生理学を紹介した後，本疾患の診断について解説する．

ジストニアとその病態生理

ジストニアとは，身体の数種類の筋が不随意に持続収縮し，捻転や歪みとなり，動作特異性(task-specify)を持ち，常同性(stereotypy)であり，知覚トリック(sensory trick)を持つ疾患である．眼瞼けいれんは，局所ジストニアに属する(図1)．職業性ジストニアは，熟練した作業を行うことによって生じる動作特異的な局所のジストニアである．字を書くときに手がこわばる書痙，楽器を演奏するときに指や手首が曲がったり伸びたり，こわばったりする音楽家ジストニア等がある．ゴルフでごく短い距離のパターが決められないゴルファーの精神不安，野球で投手がストライクをとれない，アーチェリーで標的に当てられない等がある(図1)．いずれも繊細で繰り返し反復訓練を要するような同じ動作に発症する．眼瞼けいれんは，開瞼・閉瞼といった動作特異性に眼瞼に不随意運動としての痙攣が発生すると考えると理解しやすい．

ここで眼瞼の運動生理学を述べる．ジストニアの責任病巣として，大脳基底核が有力視されている[1)2)]．大脳基底核[3)]は，小脳等と同様に運動の指令を調節し，身体のスムースな運動を可能にする機能を有している．大脳皮質および大脳辺縁系や視床と連絡しており，感覚入力も受けていることから，感覚情報に基づいて情動運動，運動制御を

* Naoto HARA，〒324-8501　大田原市北金丸 2600-1　国際医療福祉大学保健医療学部視機能療法学科，教授

ジストニアの症状
目
開けていられない
のど
声が出ない、震える
首
首が曲がる、傾く
手や腕(書痙)
しょけい
字が書きにくい
上記＋体幹や足の症状
全身性ジストニア
動作特異性ジストニア
スポーツ選手や音楽家の特定動作で症状が出る
……

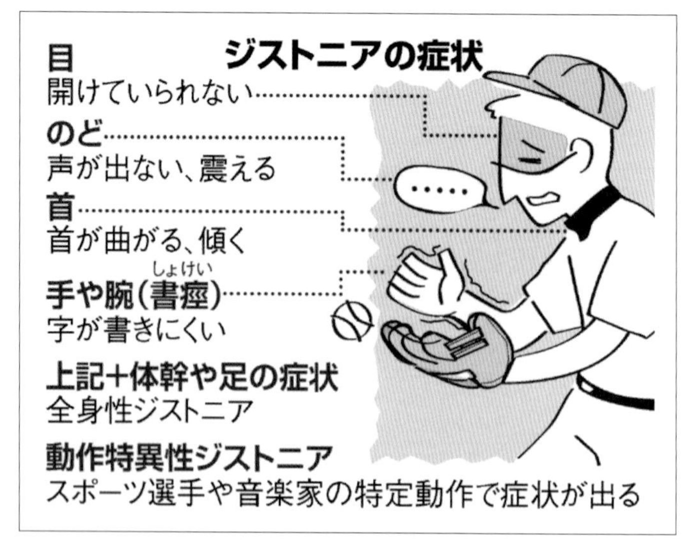

図 1. ジストニアの症状とその種類
(朝日新聞(https://www.asahi.com/articles/SDI201808319406.html)より)

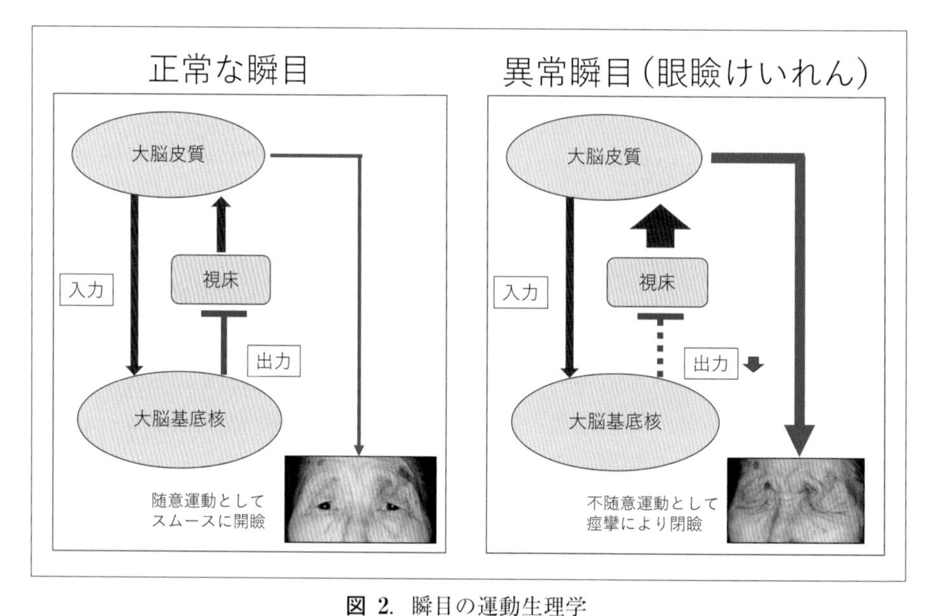

図 2. 瞬目の運動生理学
正常な瞬目では，スムースで適切な瞬目が行える．一方，基底核から視床への出力(抑制)が低下すると瞬目にブレーキがかからず，不随意運動として眼瞼の痙攣が現れる．

行う中枢とされる．この基底核からの抑制が低下する場合，眼瞼の開瞼閉瞼運動である瞬目にブレーキがかからなくなるため眼瞼けいれんにより閉瞼状態となると考えられている(図 2)．大脳皮質に対する促進経路(直接系)は，眼瞼の開瞼を実行できるように大脳皮質への抑制を一定期間解除する働きを持ち，間接経路による開瞼に必要のない眼輪筋の運動を抑えるために抑制を強めることで制御する働きがある．この促進・抑制両者のバランスにより必要な運動のみを実行し，正しいタイミングで運動を開始・停止することできる．

眼瞼けいれんの責任病巣と病態生理

運動として瞬目の種類は下記の 3 つに大別される．自発性瞬目(spontaneous blink)は通常無意識に起こっている．随意瞬目(voluntary blink)は，

1. 正常：15～20回/分
2. 病的：ドパミン系マーカー
・ パーキンソン病：7回/分
・ 薬物性ジスキネジア：32回/分

頻度を増加させる要因	頻度を低下させる要因
・覚醒レベルの上昇	・覚醒レベルの低下
・視覚性注意の休止（くつろぎ）	・視覚性注意(視覚課題遂行時)
・視線を変えた後	・視覚遮断(暗黒)？
・情動的ストレス（不安・怒り）	・中枢性ドパミン活性の低下（パーキンソン病）
・会話	
・三叉神経の刺激状態	
・中枢性ドパミン活性の増加（ジスキネジア，統合失調症）	

図 3. 自発性瞬目(自然瞬目)に影響を与える諸因子

意識的に行う．そして角膜や眉間への物理的刺激あるいは接近に対する視覚脅威等で誘発されるのが反射性瞬目(reflex blink)である．通常は，意識されずに瞬目が行われているが，さまざまな心理学的な要因に影響され，自発性瞬目(自然瞬目)に影響を与える諸因子がある(図3)．瞬目の制御異常として眼瞼けいれんとなるが，軽度の眼瞼けいれん患者が「眼瞼，瞬目を意識する」ようになることは，初期あるいは軽度症例の診断には重要である．ジストニアの責任病巣として，大脳基底核以外に脳幹や視床等が考えられている．電気刺激と視覚刺激による脳幹瞬目反射の研究[4]から，眼瞼けいれんでは，瞬目反射を抑制する神経機構が障害されていることが確認されている．患者が強い羞明を訴えることと合致している結果である．

臨床的に，パーキンソン病は，黒質線条体のドパミン活性の低下で発症する．ドパミンが欠乏し，大脳基底核による運動制御が障害され，スムースな運動ができなくなる神経変性疾患であるが，大脳基底核の機能異常のため錐体外路症状の不随意運動として眼瞼けいれん，そして瞬目反射が亢進する場合がある．Myerson 徴候は，眉間を繰り返し叩くと瞬目(眉間反射)が減弱しない場合陽性となるが，ドパミン活性が低下すると線条体から黒質網様部への抑制が減弱して，上丘への持続的抑制が強化されることで上丘の働きは弱められ，瞬目が亢進するとされる．

機能画像診断では，視床の過活動[5][6]，両側尾状核と小脳灰白質で信号が増加し，両側の被殻と視床で信号減少が認められた[7]ことから，眼瞼けいれんが神経の構造的変化を有している可能性も報告されている．

眼瞼けいれんの分類

1．本態性眼瞼けいれん

ジストニアをきたす他の原因疾患がなく，ジストニア以外に明らかな症状が認められない．

2．二次性眼瞼けいれん

パーキンソン病や脳性麻痺等の症候性として発現する．

3．薬剤性眼瞼けいれん

①ベンゾジアゼピン系[8](リボトリール®)，チエノジアゼピン系(デパス®)の長期連用．

②抗パーキンソン薬：L-dopa やドパミン受容体刺激薬あるいは抗コリン薬(アーテン®)等，多種多量の治療薬の内服により眼瞼けいれんを発症させる症例がある．

③交感神経作動薬：アドレナリンまたはノルアドレナリン遊離作用のある薬物，イソプロテレロール，アンフェタミン，エフェドリン等が知られている．これらの薬剤は副作用として振戦，筋攣縮，興奮性，不安状態が症候として出現するが，その部分症候として眼瞼けいれんをきたす場合がある．

●目を開けているのが辛い、目をつぶっていたほうがらく（34.6%）
●目がごろごろする・乾燥感（19.2%）（睫毛内反、角膜上皮障害の診断）
●羞明（90.4%）（白内障手術・サングラス装用）
●目が垂れる・目が細くなった（23.1%）
●まばたきが多い（51.9%）
●手指を使わないとまぶたが開けない（57.7%）

（n=52, 重複あり）

•読み書きができない
•車の運転が不可能
•混雑時の歩行で他人とぶつかる

→ 機能的失明となる

図 4.
眼瞼けいれん患者の多様な訴え
患者は多彩な症状を訴えており，想像できないほどの苦悩をかかえている．開瞼不可能となると機能的失明状態に至り，さらに日常生活での支障が大きくなる．

④抗不安薬・睡眠薬：習慣性のある睡眠導入剤，長期服用歴にみられる．薬剤性眼瞼けいれんの診断では，服薬状況を把握することが重要で，服薬を中止中断することが治療ともなるので重要である．

眼瞼けいれんの診断

ジストニアの診断は羞明や眼周囲違和感等の感覚症状および精神症状といった多彩な症状(図4)を問診し，眼瞼けいれんを疑って，眼瞼の運動症状の視診から行う．

1．視診—表情

軽度，中等度症例となると痙攣は確認できないほどで，瞬目過多，瞬目回数が増加する．開瞼不能となり，特有の顔貌を呈する(図2)．痙攣のため鼻根筋・皺眉筋が収縮することから，鼻根部の横皺と眉間には縦皺が深く入る．重症例は，強い眼輪筋の攣縮により持続して開瞼を維持することができない．また自発瞬目，開瞼が不可能となり機能的失明状態となる．眼瞼けいれんは，眼輪筋，皺眉筋の収縮により眉毛が眼窩上縁よりも落ち込む(Charcot 徴候)．Meige 症候群(眼瞼けいれんおよび口下顎ジストニア)は，不随意の瞬目とともに顎のグラインディング，しかめ面を示すものである．

2．羞　明

患者が訴える愁訴でほぼ必発するのが羞明である．海外でも，神経学的疾患のなかで，羞明をきたす疾患としても，片頭痛に次いで眼瞼けいれんが挙げられている[9]．羞明を随伴する不随意運動がみられる疾患として，大脳辺縁系の障害である視床下部症候群(脳室周囲器官制御破綻症候群)[10]の類似メカニズムも考えられている．

3．眼周囲違和感

ドライアイに類似した乾燥感[11][12]，しょぼしょぼする，痛い，異物感等，感覚関連症状を訴える．患者の多くは，実際にドライアイを併発している場合が多い．また瞬目過多による結膜弛緩が多く，球結膜と眼瞼結膜の摩擦により眼痛の原因になっている．

4．瞬目テスト

眼瞼の痙攣を誘発する試験として知られている．随意の瞬目をさせると不随意瞬目が不規則に混入したり，重症例では痙攣が誘発される．瞬目テスト(誘発テスト)で軽瞬，速瞬　強瞬を評価する．①軽瞬は，上眼瞼挙筋のみを使った切れの良い開瞼と痙攣がない眼輪筋による閉瞼すなわち自然瞬目を2回/秒程度の速度で10秒間行う．②速瞬は，可能な限り速い瞬目を10秒間続ける．③強瞬は強く閉瞼後，パッと開瞼する動作を10回繰り返す．

5．知覚トリック

知覚トリックは，ガムをかむ，片方の頬部を触る，マスクをする，眼鏡をかける等，接触感あるいは他の表情筋が動くことで開瞼が楽になることを，問診にて聞き出す．診断の補助的役割を持つ症状として知られている．

表 1. 精神的ストレスとなるライフイベント

配偶者の死	100	仕事上の変化	39	就労時間などの変化	20
離婚	73	経済上の変化	38	住所変更	20
別居	65	配偶者とのけんかの増加	35	転校	20
拘留	63	借金	32	娯楽の変化	19
近親者の死	63	経済的破綻	30	教会活動の変化	19
けがや病気	53	職責上の変化	29	社会活動の変化	18
結婚	50	子供の独立	29	小口の借金	17
解雇	47	義理の関係同士のトラブル	29	睡眠障害の変化	16
離婚調停	45	大きな個人的達成	28	家族の集まりの回数の変化	15
退職	45	配偶者の就職・失業	26	食習慣の変化	15
家族の病気	44	学業の開始・卒業	26	休暇	13
妊娠	40	生活環境の変化	25	クリスマス	12
性的困難	39	習慣の変化	24	法律違反	11
家族の増加	39	上司とのトラブル	23		

Thomas H. HOLMES と Richard H. RAHE は，経験的にストレスをもたらすと考えられるライフイベントとその度合いを調べた[13]．「配偶者の死」が 100 点，「結婚」が 50 点等，イベントごとにストレスの大きさが数値化され，43 個の項目が並べられている．過去 1 年間に，出来事の点数の合計が 200～299 点の場合は 50%の確率で，300 点以上の場合は 80%の確率で，なんらかの疾病に罹患するとされている．

6．精神状態の不安定さ

眼瞼けいれんでは，高頻度に精神状態の異常を訴える．精神状態に変調をきたしやすく情動変調をきたした場合，眼瞼けいれん症状が出現することが多い．問診の際に，精神的ストレスとなっているライフイベントを聴取することが重要と考えている．Holmes と Rahe が検討した 43 個の項目[13]を用いて患者へのストレスをもたらしているとされるライフイベントを聞き出している(表 1)．

また，大脳辺縁系は視床下部を中心とした情動行動や動機付けを制御する神経回路であるが，そのなかの扁桃体は怒り，逃避，罰，激痛，恐れ等の表出パターンが誘発され，ヒトに適切な行動反応を取らせている．ボツリヌス治療により，右側扁桃体の神経活動が抑えられて情緒が安定するが，薬効が低下してくると扁桃体が再活動する．眼輪筋，皺眉筋等，眼周囲の筋弛緩が精神状態を安定させている可能性がある[14]．

7．病歴・服用歴

薬剤性眼瞼けいれんの診断では，ベンゾジアゼピン受容体作動薬を中心とした向精神薬剤の服用歴や期間の聴取あるいは薬手帳での確認は必須である．

鑑別診断

1．ドライアイ

羞明や眼の異物感・しょぼしょぼ感等の感覚症状および瞬目過多が続いているためドライアイと診断されている場合，また長期間のドライアイの治療にもかかわらず奏効しない場合には注意が必要である[15]．

2．片側顔面けいれん(図 5)

片側顔面けいれんは，顔面神経の被刺激性興奮により顔面筋が発作性，反復性，不随意に収縮する疾患である．発症原因は，延長・蛇行した前小脳動脈，後下小脳動脈あるいは椎骨動脈に顔面神経が脳幹(橋)から出る根部で，圧迫(vascular compression)されるためである．左側の発症が有意に多い．頭蓋内に器質的病変のある片側顔面けいれんとして精査すべき疾患である[16]．

3．眼瞼ミオキミア

眼輪筋の筋線維束攣縮により，眼瞼表面にさざ波様に収縮が断続的にみられる現象である．「下瞼がぴくぴくして…」「眼瞼が痙攣する…」と患者は訴える．健常者でも眼精疲労，ストレス，睡眠不足等により発生する．開瞼困難がみられないこ

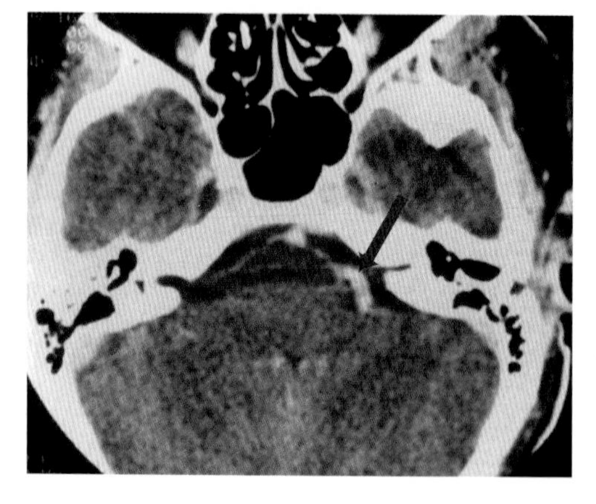

図 5.
顔面神経自発放電による顔面けいれん(片側顔面けいれん)
顔面神経が脳幹から出る部分で，延長・蛇行した血管あるいは小動脈によって圧迫され(↓)，ニューロンの髄鞘が障害される．その障害部位で自発放電し，神経核に伝わり過剰インパルス発火の持続により痙攣が起きる．

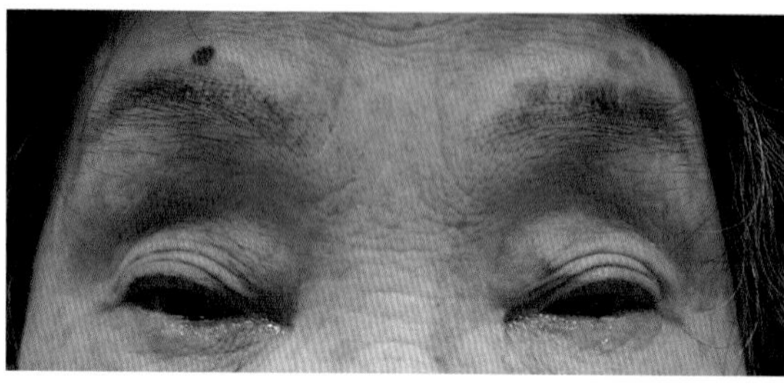
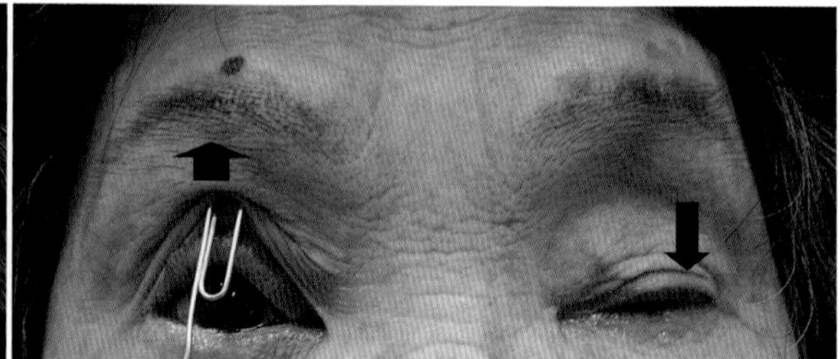

図 6. 脳梗塞後の開瞼失行症と enhanced ptosis　a|b
a：努力開瞼でも両眼の上眼瞼は持ち上がらない．
b：Hering の法則によって左眼瞼が下垂してしまう，これは右眼瞼の挙上により左眼瞼への過剰なインパルスが減少することから生じる(enhanced ptosis)．

とから鑑別は容易である．

4．開瞼失行症(図 6)

開瞼失行とは，随意的に開けようとしても上眼瞼が上がらないため開けられない状態である．指を使って強制的に開瞼すれば，開瞼状態を維持できる．一方，眼瞼けいれんは，眼輪筋筋収縮により開瞼できない状態である．両者とも開瞼できない状態ではあるが，病態は異なっている．眼瞼けいれんは，眼輪筋，皺眉筋の収縮により眉毛が眼窩上縁よりも落ち込む(Charcot 徴候)ことにより鑑別する．

文　献

1) Tinazzi M, Priori A, Bertolasi L, et al：Abnormal central integration of a dual somatosensory input in dystonia. Evidence for sensory overflow. Brain, **123**(Pt 1)：42-50, 2000.
2) Asanuma K, Carbon-Correll M, Eidelberg D：Neuroimaging in human dystonia. J Med Invest, **52**：272-279, 2005.
3) 三井良之：運動の調節．病気がみえる．7　脳・神経．MEDIC MEDIA，pp. 212-213，2017.
4) Katayama M, Kohara N, Kaji R, et al：Effect of photic conditioning on blink reflex recovery function in blepharospasm. Electroencephalogr Clin Neurophysiol, **101**：446-452, 1996.
5) Kerrison JB, Lancaster JL, Zamarripa FE, et al：Positron emission tomography scanning in essential blepharospasm. Am J Ophthalmol, **136**：846-852, 2003.
6) Suzuki Y, Mizoguchi S, Kiyosawa M, et al：Glucose hypermetabolism in the thalamus of patients with essential blepharospasm. J Neurol, **254**：890-896, 2007.
7) Obermann M, Yaldizli O, De Greiff A, et al：Morphometric changes of sensorimotor structures in focal dystonia. Mov Disord, **22**：1117-1123, 2007.
8) 若倉雅登：全身薬による眼瞼や眼球運動の障害．あたらしい眼科，**35**：1359-1363，2018.
9) Katz BJ, Digre KB：Diagnosis, pathophysiology, and treatment of photophobia. Surv Ophthalmol, **61**：466-477, 2018.
Summary　羞明をきたす疾患を各々詳細に説明した必読の文献.

10) Kuroiwa Y : Circumventricular organs dysregulation syndrome (CODS). 自律神経, **56** : 1-5, 2019.
Summary 新しい疾患の概念が詳細に書かれている.
11) Anderson RL, Patel BC, Holds JB, et al : Blepharospasm : past, present, and future. Ophthalmic Plast Reconstr Surg, **14** : 305-317, 1998.
12) 若倉雅登:ドライアイと関連疾患 ドライアイに酷似した自覚症状を有する「眼瞼痙攣」. Frontiers in Dry Eye, **8** : 44-47, 2013.
13) Holmes TH, Rahe RH : The social readjustment rating scale. J Psychosom Res, **11** : 213-218, 1967.
14) Kim MJ, Neta M, Davis FC, et al : Botulinum toxin-induced facial muscle paralysis affects amygdala responses to the perception of emotional expressions : preliminary findings from an A-B-A design. Biol Mood Anxiety Disord, **4** : 11, 2014. doi : 10.1186/2045-5380-4-11.
Summary 情動の末梢説をボツリヌス注射で明らかにした興味ある研究報告.
15) Horwath-Winter J, Bergloeff J, Floegel I, et al : Botulinum toxin A treatment in patients suffering from blepharospasm and dry eye. Br J Ophthalmol, **87** : 54-56, 2003.
16) Port JD : Advanced magnetic resonance imaging techniques for patients with hemifacial spasm. Ophthalmic Plast Reconstr Surg, **18** : 72-74, 2002.

MB OCULI. No. 109：9－18, 2022

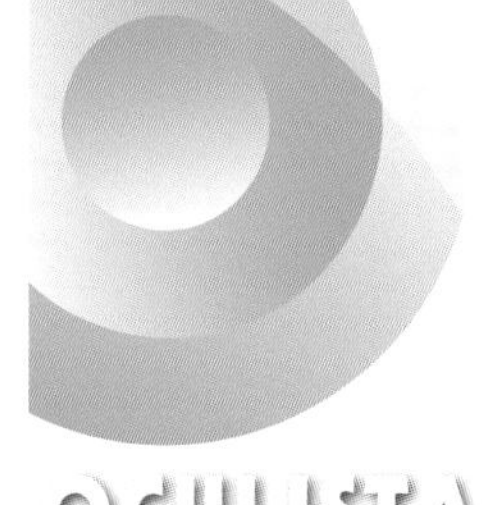

特集／放っておけない眼瞼けいれん―診断と治療のコツ―

ドライアイと眼瞼けいれんの類似点

田川義晃*

Key Words： ドライアイ(dry eye disease)，神経障害性疼痛(neuropathic pain)，中枢感作(central sensitization)，感覚運動連関(sensory-motor integration)，病的疼痛(pathological pain)

Abstract：眼瞼けいれんは瞬目の制御異常を本態とし，眼瞼の不随意運動として運動異常の立場から定義される．一方で，ドライアイは涙液不安定性および眼不快感等の感覚に関する症状を有していることから定義され，両者の定義は全く異なっている．しかしながら，眼瞼けいれんのなかにはドライアイ様の感覚過敏症状を訴えて受診する患者が多く，診療においては両者の鑑別がしばしば問題となる．眼瞼けいれんは，眼表面の他覚所見においては水濡れ性低下型ドライアイと同様の特徴を有し，自覚症状についてもドライアイと類似した主訴を訴えることが知られている．さらに，ドライアイ，眼瞼けいれんの両者に眼表面の感覚過敏，中枢感作，反射性瞬目の亢進，角膜神経障害等の現象が共通してみられ，鑑別を困難にする要因と考えられる．一方で，眼瞼けいれんは感覚運動連関の異常に起因する感覚過敏症状を有することが推測され，病態メカニズムに関与することが疑われる．

はじめに

眼瞼けいれんは眼瞼のジストニアであり，瞬目の制御異常がその本態と考えられている．眼瞼の運動異常によって定義されるが，まぶしい，眼が痛い，ゴロゴロする等と訴えて来院されるのでドライアイと診断されることが多い．眼瞼けいれんは全身の他の部位のジストニアと比較しても感覚異常の訴えが強く，ドライアイという感覚異常が主体の疾患と鑑別を要するという点は，眼瞼けいれんに特徴的であるといえる．本稿ではドライアイと眼瞼けいれんの類似点について述べるとともにその病態について考察する．

* Yoshiaki TAGAWA，〒060-8638　札幌市北区15条西7丁目　北海道大学大学院医学研究院眼科学教室，特任助教

眼瞼けいれんとドライアイの類似点

眼瞼けいれんは，ドライアイとは異なる疾患と考えられている．しかしながら，眼瞼けいれんはドライアイと診断され，治療されていることが多い．では，眼瞼けいれんのどのような点がドライアイと類似するのだろうか？　疫学的には，ドライアイも眼瞼けいれんも女性に多い．眼瞼けいれんは運動症状，感覚過敏，精神症状の3要素からなることが指摘されているが[1]，ドライアイにおいても近年，うつ病やPTSD[2]，不眠[3]等が自覚症状の強さと関連することが報告されており，両者ともに精神症状との関連が指摘されている．

ドライアイは2016年の診断基準の改定により，1. 自覚症状があること，2. 涙液層破壊時間が5秒以下，の2つの条件を満たすものと定義が改変された(表1)[4]．本稿では詳細は述べないが，涙液減少型ドライアイではarea breakやline break，角

表 1. 2016年版ドライアイの定義と診断基準

ドライアイの定義
ドライアイは，さまざまな要因により涙液層の安定性が低下する疾患であり，眼不快感や視機能異常を生じ，眼表面の障害を伴うことがある．
診断基準
1，2を有するものをドライアイとする． 1．眼不快感，視機能異常などの自覚症状 2．涙液層破壊時間(BUT)が5秒以下

（文献4より改変して引用）

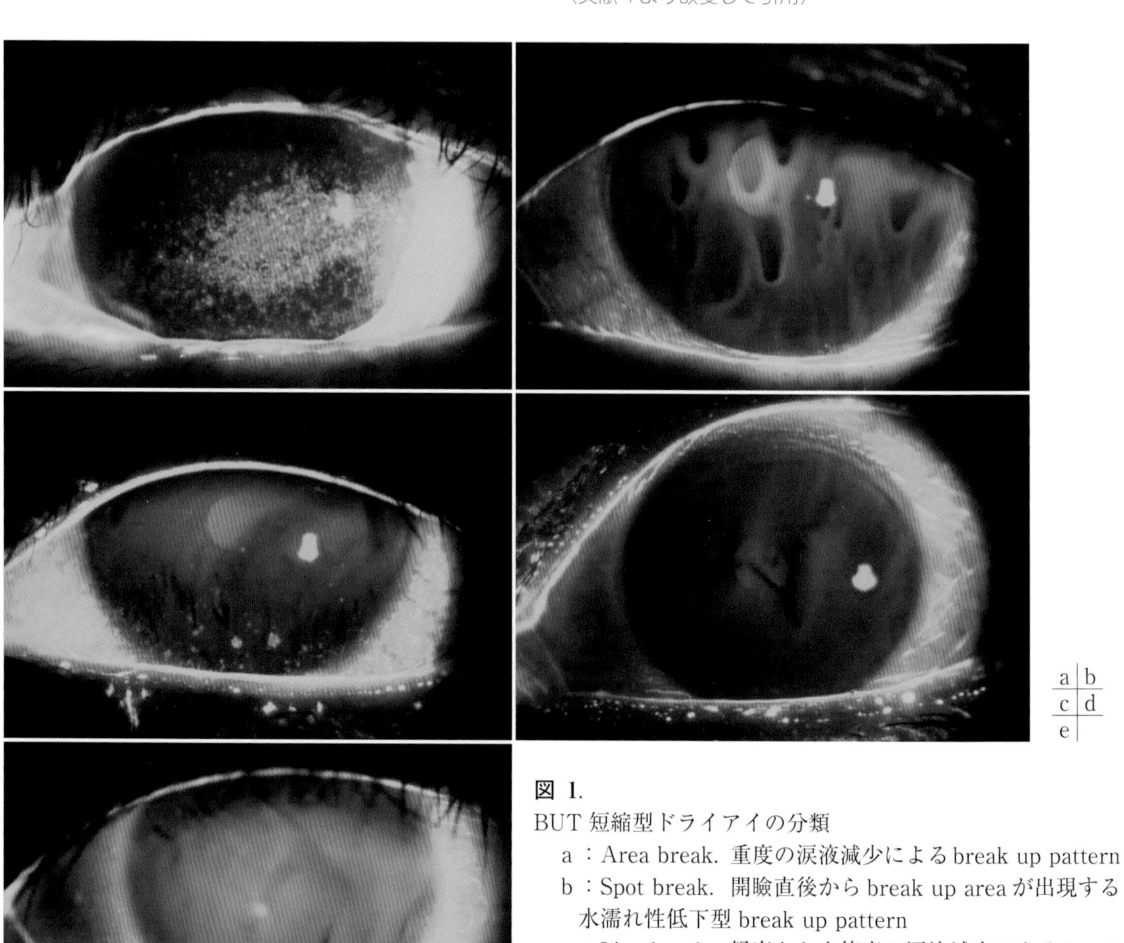

図 1.
BUT 短縮型ドライアイの分類
a：Area break. 重度の涙液減少による break up pattern
b：Spot break. 開瞼直後から break up area が出現する水濡れ性低下型 break up pattern
c：Line break. 軽度から中等度の涙液減少による break up pattern
d：Dimple break. 角膜中央付近に break up area が出現する水濡れ性低下型 break up pattern
e：Random break. 開瞼後，涙液層が形成された後に蒸発等で出現する break up pattern
（文献5より改変して引用）

膜の水濡れ性低下を示す水濡れ性低下型のドライアイでは spot break や dimple break がみられることが Yokoi らによって報告されている(図1)[5]．眼瞼けいれん40例の涙液層破壊パターンを解析した報告によると，dimple break が73%と最も多く，random break 18%，spot break 8%，line break 3%，area break 0%という結果であり[6]，眼瞼けいれんは水濡れ性低下型ドライアイと類似

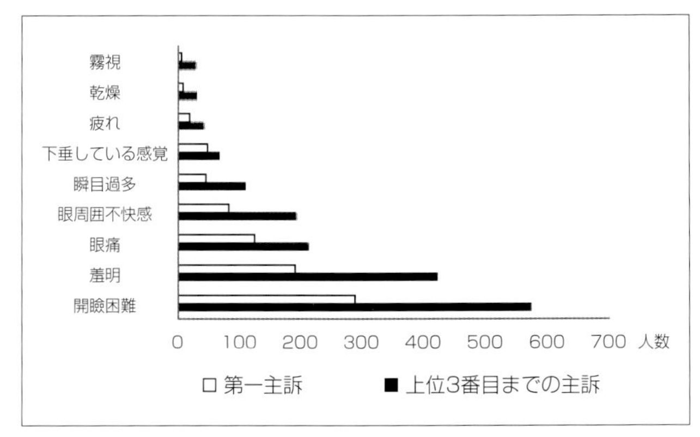

図 2. 眼瞼けいれんの第一主訴および上位 3 番目までの主訴
眼瞼けいれんで多くみられる症状は上位から開瞼困難，羞明，眼痛の順であった．
（文献 1 より改変して引用）

BUT type
疲れ
重さ
不快感
乾燥
眼痛
異物感
羞明
充血
眼脂
その他
0 10 20 30 40 50 60 70 80
Number of Patients

図 3. BUT 短縮型ドライアイ 100 例の第一主訴
BUT 短縮型ドライアイで多い症状は，上位から疲れ，重さ，不快感の順であった．
（文献 7 より改変して引用）

した涙液層破壊パターンがみられると Hosotani らは結論づけている．ドライアイでは角膜上皮における膜型ムチンの発現低下が水濡れ性低下を引き起こすと推測されているが，眼瞼けいれんでは瞬目時の摩擦亢進が物理的刺激となり上皮障害や炎症を生じ，角膜の水濡れ性低下を引き起こすと考察されている．このことから，角膜専門医が眼瞼けいれんを水濡れ性低下型ドライアイと診断してしまうことが容易に想像される．ドライアイ症状を有した BUT が 5 秒以下の眼瞼けいれんは多く存在するため，定義上はドライアイと診断されるが，潜在する眼瞼けいれんを見逃すと，適切な治療が施せない事態が生じる．

では，自覚症状についてはどうだろうか？ 冒頭でも述べたように眼瞼けいれんでは自覚症状がドライアイ様症状であるためにドライアイと診断されてしまうことが多い．ここで補足しておくが，眼瞼けいれんを涙液減少型を示すシェーグレン症候群や眼類天疱瘡等と間違えることはあまりない．Area break による涙液層破壊パターンがみられないことからも眼瞼けいれんと誤診されるドライアイは涙液減少型ドライアイではなく，BUT 短縮型ドライアイに代表されるような水濡れ性低下型ドライアイと考えられる．したがって，以降は，もう少し BUT 短縮型ドライアイと眼瞼けいれんを比較していきたい．

眼瞼けいれんとドライアイの自覚症状について

Wakakura らの報告では，眼瞼けいれんの自覚症状は，上位から，①開瞼困難，②羞明，③眼痛，④眼周囲不快感，⑤瞬目過多，⑥下垂している感覚，⑦眼の疲れ，⑧乾燥，⑨霧視であった（図 2）[1]．

一方，Toda らの BUT 短縮型ドライアイ 100 例の自覚症状は，①眼の疲れ，②眼の重さ，③不快感，④乾燥，⑤眼痛，⑥異物感，⑦羞明，⑧充血，⑨眼脂であった（図 3）[7]．

先の Hosotani らの検討では，ドライアイに対する質問票 Dry Eye-related Quality of life Score questionnaire（DEQS）（図 4）を用いて眼瞼けいれんの自覚症状を評価しており，自覚症状をドライアイと同一の質問票で比較できる．眼不快感についての各症状の重症度（0～4 点）は，眼瞼けいれん（40 例）では，①開瞼困難 3.4 点，②眼の疲れ 3.1 点，③眼の重さ 3.0 点，④羞明 3.0 点，⑤乾燥 2.4 点，⑥眼痛 2.2 点であった[6]．

Sakane らのドライアイ 203 例の検討では，①乾燥 2.2 点，②眼の疲れ 1.9 点，③異物感 1.8 点，④眼痛 1.5 点，⑤羞明 1.4 点，⑥霧視 1.3 点で

Dry Eye related Quality of life Score (DEQS) Ver.1.0

ご記入日：　　年　　月　　日
（必ずご記入ください）

目の症状と日常生活についての質問票

この質問票は、あなたがどの程度さまざまな目の症状を感じておられるか、あるいは日常生活でどのような問題を感じておられるかについてお聞かせいただき、診療の参考にさせていただくものです。
質問に対しては難しく考えることなく、あなたの印象でお答えください。

◇ 以下のそれぞれの質問について、A欄の0〜4のいずれかひとつに○をつけてください。
➤ A欄の回答が0（なかった）の場合 ➜ 次の質問へお進みください。
➤ A欄の回答が1〜4の場合 ➜ B欄の1〜4のいずれかひとつに○をつけてください。

すべての質問にモレなくご回答をお願いいたします。

◆ この1週間で、次のような症状がありましたか？	A欄 なかった	たまにあった	時々あった	よくあった	いつもあった		B欄 あまり気にならなかった	やや気になった	気になった	非常に気になった
1) 目がゴロゴロする（異物感）	0	1	2	3	4	➜	1	2	3	4
2) 目が乾く	0	1	2	3	4	➜	1	2	3	4
3) 目が痛い	0	1	2	3	4	➜	1	2	3	4
4) 目が疲れる	0	1	2	3	4	➜	1	2	3	4
5) まぶたが重たい	0	1	2	3	4	➜	1	2	3	4
6) 目が赤くなる	0	1	2	3	4	➜	1	2	3	4

次の質問へ ↗

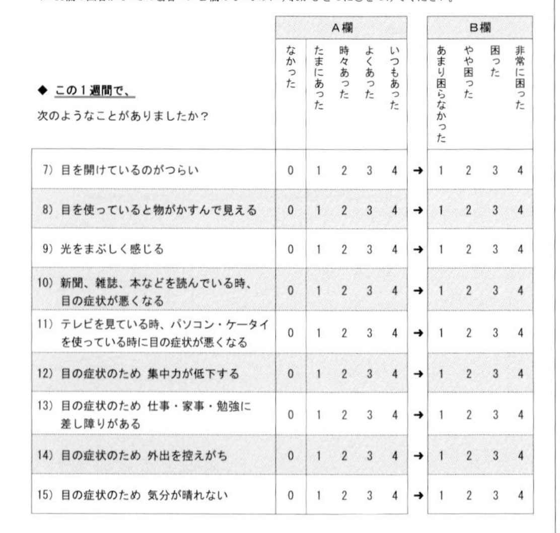

➤ A欄の回答が0（なかった）の場合 ➜ 次の質問へお進みください。
➤ A欄の回答が1〜4の場合 ➜ B欄の1〜4のいずれかひとつに○をつけてください。

◆ この1週間で、次のようなことがありましたか？	A欄 なかった	たまにあった	時々あった	よくあった	いつもあった		B欄 あまり困らなかった	やや困った	困った	非常に困った
7) 目を開けているのがつらい	0	1	2	3	4	➜	1	2	3	4
8) 目を使っていると物がかすんで見える	0	1	2	3	4	➜	1	2	3	4
9) 光をまぶしく感じる	0	1	2	3	4	➜	1	2	3	4
10) 新聞、雑誌、本などを読んでいる時、目の症状が悪くなる	0	1	2	3	4	➜	1	2	3	4
11) テレビを見ている時、パソコン・ケータイを使っている時に目の症状が悪くなる	0	1	2	3	4	➜	1	2	3	4
12) 目の症状のため 集中力が低下する	0	1	2	3	4	➜	1	2	3	4
13) 目の症状のため 仕事・家事・勉強に差し障りがある	0	1	2	3	4	➜	1	2	3	4
14) 目の症状のため 外出を控えがち	0	1	2	3	4	➜	1	2	3	4
15) 目の症状のため 気分が晴れない	0	1	2	3	4	➜	1	2	3	4

◇ 最後に、この1週間のあなたの目の症状やそれに伴う日常生活の困りごとを含めた全般的な状態をお聞かせください。
以下のうち、あなたの状態に最もあてはまると思う番号に○をつけてください。

1	2	3	4	5	6
最高に良い	とても良い	良い	あまり良くない	良くない	ぜんぜん良くない

ご協力ありがとうございました。

図 4. Dry Eye-related Quality of life Score questionnaire
日本で開発されたドライアイの質問票
（文献8より改変して引用）

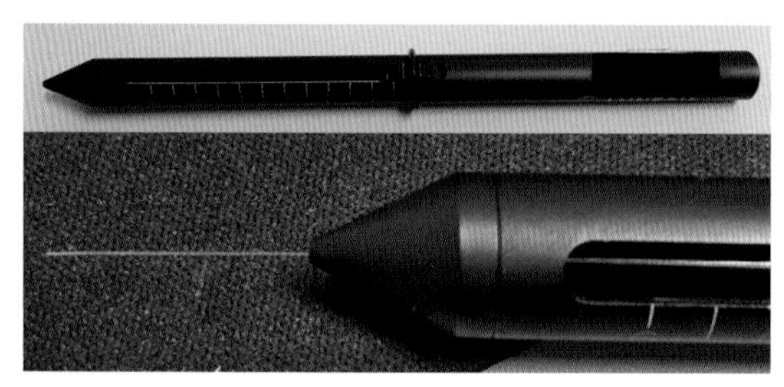

図 5. Cochet-Bonnet 角膜知覚計

あった[8]. 同じ質問票を用いることでドライアイと比較して眼瞼けいれんで症状が強いことがわかる.

眼瞼けいれんとドライアイの自覚症状を見比べると違いはあるが，複数の主訴を同時に訴える症例が多く，症状を列挙するだけでは鑑別は難しい. 診察時の瞬目の様子や表情，さらには眼瞼けいれんに特徴的な訴えを丁寧に聴取することが鑑別に役立つと考えられる.

眼瞼けいれんに対する客観的なバイオマーカーが存在しないことが，眼瞼けいれんを適切に発見できない大きな理由の1つであると思われ，今後の課題であると考えられる.

ドライアイと眼瞼けいれんにおける感覚過敏について

以前からドライアイにおいては，痛みや乾燥感等の自覚症状が強いにもかかわらず，眼表面の角結膜上皮障害等の他覚所見は軽微な症例がいることが知られていた. 近年，その自覚症状と他覚所見の乖離の原因が徐々に明らかになりつつある.

過去に，我々は健常者46例と比較してBUT短

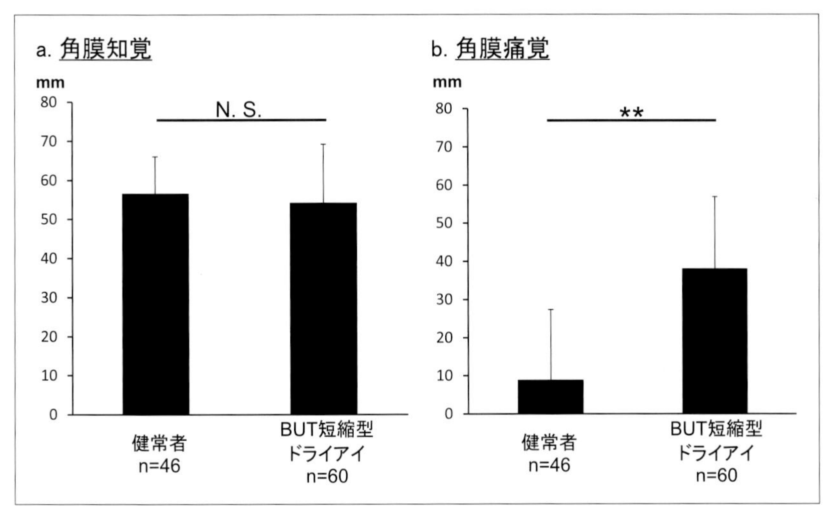

図 6. BUT 短縮型ドライアイ患者における角膜知覚(a)・角膜痛覚(b)
健常者と比較して BUT 短縮型ドライアイでは，角膜知覚は保たれているが，角膜痛覚は亢進していた．

（文献 9 より改変して引用）

表 2. 神経障害性眼痛(neuropathic ocular pain)に特徴的な 4 つの症状

①眼に灼熱感がある
②眼が風に敏感(風が吹くと眼を開けていられない)
③光に敏感(光をまぶしく感じる，光で眼が痛くなる)
④眼が温度変化に敏感(内外の気温差や外出時)

（文献 10 より改変して引用）

表 3. 眼瞼ジストニア調査票(眼瞼けいれんに特徴的な 10 個の症状)

・まばたきが多い
・外に出ると，または屋内でもとてもまぶしい．
・目を開いていられない(目をつぶっていたい)．
・目が乾く，しょぼしょぼする，痛い等，いつも目のことが気になる．
・人ごみで人やものにぶつかる，またはぶつかりそうになる．
・電柱や立木，停車中の車等にぶつかったことがある．
・太陽や風，階段の昇降が苦手で外出を控えるほどである．
・危険を感じるので，車や自転車の運転をしなくなった．
・手を使って目を開けなければならないときがある．
・片目をつぶってしまう．

（文献 1 より改変して引用）

縮型ドライアイ 60 例では，Cochet-Bonnet 角膜知覚計(図 5)を用いた機械的刺激に対して痛覚過敏(弱い痛み刺激でも強い痛みとして感じてしまうこと)を生じていることを明らかにしている[9]．知覚計のナイロンフィラメントが触知したことを感じる角膜の知覚閾値(図 6-a)については有意差はないが，それを痛いと感じるかどうかの痛覚閾値(図 6-b)は，BUT 短縮型ドライアイ患者で鋭敏であった．つまり，BUT 短縮型ドライアイにおける自覚症状と他覚所見の乖離の原因は，角膜知覚神経が過敏になっていることが関与していると考えられる．ドライアイでなぜ痛覚過敏が生じているかはまだ十分に解明されていないが，眼表面の繰り返される乾燥刺激やそれに続発する炎症が慢性的に持続することで角膜知覚神経に障害が生じることが推測されている．この角膜知覚神経への障害は，神経が障害されることによる痛み，すなわち神経障害性疼痛を引き起こすと考えられている．こうなると，眼表面が潤い，角膜上皮障害が治癒しても痛みや乾きが持続してしまう．

では，末梢の角膜知覚神経が過敏になっているのであれば，角膜表面に点眼麻酔をすればドライアイの自覚症状はすべて治まるのだろうか？　実は，ドライアイ症例のなかには神経障害性疼痛が生じ末梢角膜知覚神経以降が過敏になっているために点眼麻酔をしても症状がとれない患者がいる．この現象は末梢以降の神経が過敏になるので，中枢感作と呼ばれている[10]．

中枢感作に特徴的な眼症状として，光によって眼痛が生じる光眼痛症や羞明等の光過敏性，風が吹くと眼を開けていられない，外出時に内外の気温差が辛いといった眼表面の温度過敏性，眼が焼

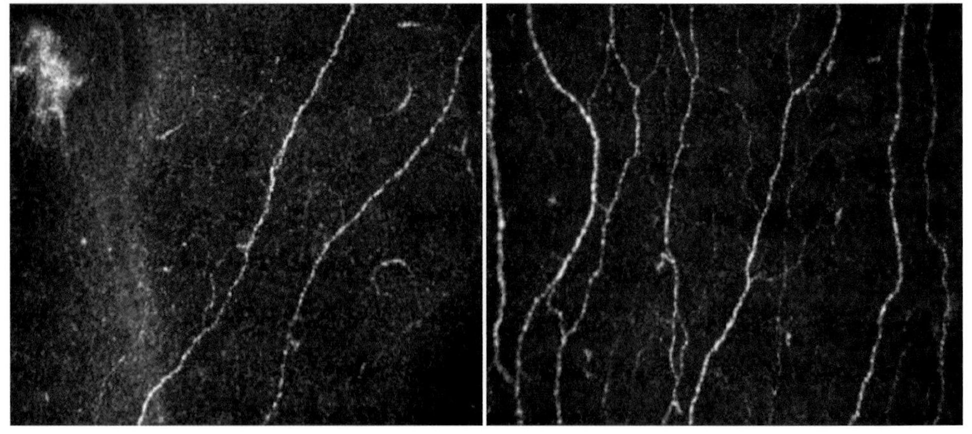

図 7. レーザー生体共焦点顕微鏡を用いて撮像した角膜神経　a|b
眼瞼けいれんでは，健常者と比較して角膜知覚神経の密度低下がみられ，障害されていることがわかる．
a：眼瞼けいれん
b：健常者
（文献17より改変して引用）

けるような感じがする灼熱感の4つの項目が知られている(表2)[10]．これらは，ドライアイにおける中枢感作の指標として指摘されているが，同様あるいは類似した症状が眼瞼けいれんでも特徴的な過敏症状として以前から知られてきた．眼瞼けいれんの特徴的な症状として，光に対する過敏性，風が吹くと眼を開けていられないという訴えがあり，眼瞼けいれんの問診票にも項目がある(表3)．これは，両者に眼部における中枢感作が存在することを示すものだと考えられる．

なお，羞明については三叉神経ではなく視神経を介した感覚だと考えたくなるが，羞明は，視覚と痛覚(体性感覚)の双方が関連する感覚であると考えられ[11]，特に両者が関与する感染性角膜潰瘍やぶどう膜炎では強い羞明が生じることが経験的に知られている．したがって，羞明も三叉神経における中枢感作で生じる現象の1つだと考えられる．

反射性瞬目の亢進について

瞬目には自発性瞬目，反射性瞬目，随意性瞬目の3種類がある．眼瞼けいれんでは，瞬目負荷試験で異常が出るため，随意性瞬目の障害があることがわかる．反射性瞬目についても，風や光等，軽微な刺激でも眼を開けていることができなくなるという特徴はジストニアによる運動症状というよりは，中枢感作による易刺激性から反射性瞬目の亢進が生じていると考えられる．

ドライアイでもしばしば瞬目過多がみられるが，眼を開けた状態で10秒以上瞬目を我慢することができるかを自身で試してみることで，ドライアイをセルフチェックできるといわれている[12]．Inomataらはドライアイをスクリーニングするためには，瞬目を12.4秒以上我慢できるかどうかをカットオフ値にできると報告しており[13]，以前から提唱されてきた10秒というラインに近い秒数であった．このように，ドライアイ，眼瞼けいれんともに反射性瞬目の亢進がみられる．両者とも感覚過敏や中枢感作から反射性瞬目が亢進することで安静時の瞬目回数の増多や開瞼困難等をきたし，表現型が類似してくる症例がいると考えられる．

眼瞼けいれんにおける角膜神経障害について

眼瞼けいれんとドライアイ，両者に共通した自覚症状がみられ，その機序として感覚過敏，中枢感作や反射性瞬目の亢進が共通して生じていると考えられる．眼瞼けいれんの病態の本質は脳にあると考えられており，中枢神経の機能的画像検査で異常がみられることが報告されている[14)15]．で

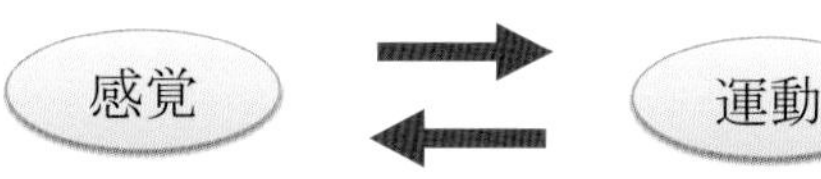

感覚と運動は互いに影響し、関連し合っている
=感覚運動連関

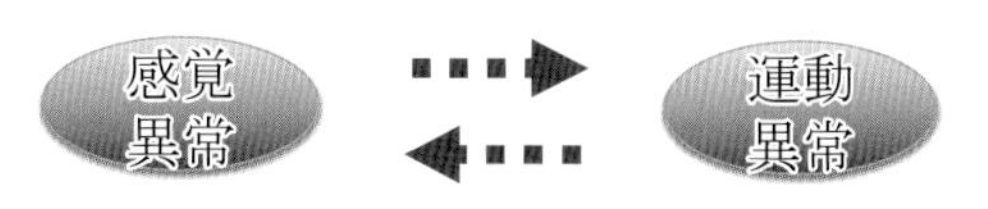

暗闇で光入力遮断→けいれん症状消失（運動異常消失）

図 8. 感覚運動連関
感覚と運動は相互に影響しあっており，これを感覚運動連関と呼ぶ．眼瞼けいれんにおいても運動異常と感覚異常も相互に影響し合っていると考えられる．

は，末梢の角膜神経には何か異常があるのだろうか．

レーザー生体共焦点顕微鏡を用いて角膜知覚神経を撮像してみると，ドライアイでは角膜知覚神経の密度低下や屈曲が観察されることから，角膜知覚神経が障害されているが[16]，眼瞼けいれんにおいても同様に角膜知覚神経の密度低下や屈曲が存在し，ドライアイと類似した角膜知覚神経障害があることがわかっている（図 7）[17]．両者の角膜知覚神経に共通した異常が認められることや中枢感作，反射性瞬目の亢進等の類似した表現型から，眼瞼けいれんの感覚過敏症状を形成するメカニズムについても，ドライアイの痛覚過敏や神経障害性疼痛と一部でオーバーラップする病態があることが疑われる．

眼瞼けいれんにおける感覚過敏と感覚運動連関

では，ジストニアとしての運動症状に乏しく眼痛や羞明等の症状が主体の眼瞼けいれん患者と中枢感作を伴うドライアイ患者はどう鑑別すれば良いのだろうか？　それともこの両者はそもそも線引きが困難なのだろうか？　瞬目テストでもけいれんが誘発されない場合でも，実臨床ではボトックス治療が奏効することで治療的診断に至ることも時折経験する．

治療的診断を推奨しているわけではないが，一見鑑別困難な両者に違いが潜在していることを意味する現象だろう．ボトックス治療によってジストニアとしての運動症状の改善を期待するわけだが，同時に感覚過敏症状にも一定の改善が得られる症例が多い．なぜ眼輪筋の力を弱めるボトックス治療で羞明や眼痛等の感覚過敏症状が良くなるのだろうか？

ここで，感覚運動連関と呼ばれる現象について説明したい．我々は普段はあまり意識することはないが，感覚と運動は密接に関連している．例えば，歯科麻酔を受けた後にうまく食事や会話ができないことがある．ものを噛むときや発音するときに口のなかの感覚がないと食べることや話すことが難しくなる．このように，運動と感覚が密接に関連していることを感覚運動連関と呼ぶ．また，動いてないことを知らずにエスカレーターに乗ると，足がふわっとするような感覚を覚えることはないだろうか．体が予測するよりも実際は足が進まないために，足の着地時に違和感を覚える．これは，自分の歩行に対して自分の足から返ってくる筋の伸縮等の固有感覚を予測し，フィードバックされた知覚と照合する知覚-運動ループが存在するためである．着地時の違和感は，運動に伴って次に予測される固有感覚受容と実際にフィードバックされる感覚のずれが原因である．このように，感覚と運動は相互に影響を及ぼし合って体の動きは成立している．したがって，運動異常と感覚異常も密接な関係があり，瞬目異常と眼の感覚異常は相互に影響を及ぼし合っていると考えられる．実際に，眼瞼けいれんの一部の患者では，暗闇で点眼麻酔をすることでけいれん症状がおさまる場合があり，感覚異常と運動異常が連関していることがわかる（図 8）．

眼に異物や強烈な光が入ると，我々も瞬目を我慢することはできない．瞬目と眼の感覚（体性感覚入力および視覚入力）は互いに関連していることがよくわかる[18]．感覚運動連関の異常が存在する場合，眼痛や羞明をきたす感覚過敏はけいれん

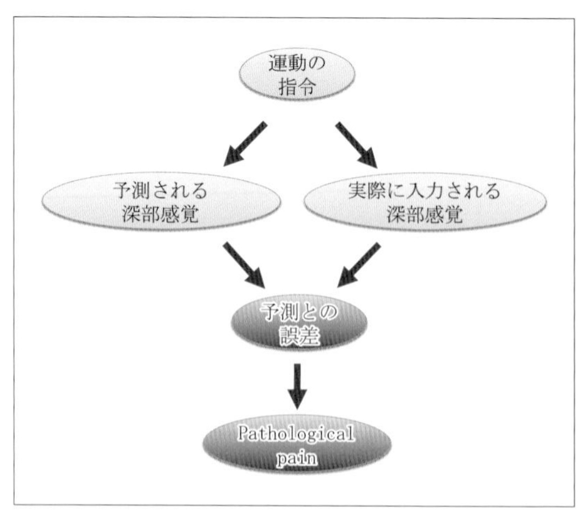

図 9. Pathological pain の発症機序
運動の指令に対して予測される深部感覚と，実際の運動で入力される深部感覚に誤差が生じることが pathological pain の一因と考えられている．

様の運動症状を生じる，あるいはジストニア症状があれば眼痛や羞明等の感覚過敏が生じてきても不思議はない．これがボトックス治療で運動症状を抑えることで感覚過敏が改善する理由ではないだろうか．

感覚運動連関（知覚–運動ループ）の異常に起因するこの痛みは，過去には pathological pain（病的疼痛）と呼称され記述されている（図 9）[19]．この感覚運動連関の異常に伴う痛みは，以前から幻肢痛や複合性局所疼痛症候群（CRPS）の発症機序として研究されている．これらは広い意味では神経障害性疼痛に分類されるが，その痛みの発症機序の一因として，感覚運動連関の異常からの pathological pain が想定されている[20]．幻肢痛とは，例えば上肢を失った患者が，ないはずの上肢が存在するように感じ，特に痛みを伴う場合を指す．人間は，自分で上肢を動かすときに，動いた上肢からフィードバックとして感覚（特に深部感覚）を受け取る．しかしながら，上肢を失った患者では，上肢からの深部感覚によるフィードバックがなくなるために痛みを感じてしまうと考えられている．そのメカニズムは未だ十分に解明されてはいないが，痛みは生体の異常に対する警告信号であるため，感覚運動連関の異常が生じることで生体が警告信号として痛み（pathological pain）を発すると考えられる．CRPS は術後や外傷後，末梢神経障害等を契機に発症し，創傷自体が治癒しても痛みが遷延し，不動化やジストニア等の運動症状も伴うことがあるという疾患である．眼瞼けいれんも手術や外傷を契機に発症することがあり，創傷が治癒しても眼が痛い，まぶしい等の症状が続き，眼が開けづらい，閉じてしまう等の運動症状が出現してくる症例がみられる．前項で述べたように眼瞼けいれんでも角膜の神経障害を伴うケースがあり，痛み，まぶしさ等の感覚過敏が目立ち，運動症状は軽微であるものがみられる．眼瞼けいれんの定義はあくまでジストニアであることは十分留意したうえでの話だが，一部には眼の CRPS を疑う状況からジストニアの合併に至っていると思えるような症例に遭遇することもある．現在，眼瞼けいれんは本態性，薬剤性，症候性に分類されているが，まだ十分に病態が解明されている疾患ではなく，眼瞼のジストニアを呈するという定義のもと集められたもので，あくまでバスケットネームとしての症候群である．Rosenthal らは以前から眼瞼けいれんに CRPS としての性格を有する症例が存在することを指摘している[21]．しかしながら，眼瞼けいれんの感覚過敏に関する研究は未だ十分とはいえず，今後の課題であると考えられる．

おわりに

ジストニア症状に乏しい眼瞼けいれんと中枢感作を伴うドライアイの鑑別が困難であるのは，両者ともに感覚過敏に関して共通の病態が存在する可能性が考えられる．しかしながら，感覚過敏の発症機序については両者で異なる点もあると考えられる．

眼瞼けいれんは，ジストニアの1つではあるが，他のジストニアと比較して感覚過敏が全面に出る症例がいることや，ベンゾジアゼピン系睡眠薬の副作用で症状が出現する等，眼瞼けいれんに特有の性質があるように思われる．実際に，Wakakuraらは薬剤性眼瞼けいれんの一部をベンゾジアゼピン眼症という概念で捉える等，眼科領域で扱うべき特異性があることを提唱している[1]．一方で，眼瞼けいれんはあくまで症候群であり，分類や病態をさらに吟味していく必要があると考えられ，今後の研究の進展に期待したい．

文 献

1) Wakakura M, Yamagami A, Iwasa M：Blepharospasm in Japan：A Clinical Observational Study From a Large Referral Hospital in Tokyo. Neuroophthalmology, **42**(5)：275–283, 2018. doi：10.1080/01658107.2017.1409770
2) Fernandez CA, Galor A, Arheart KL, et al：Dry eye syndrome, posttraumatic stress disorder, and depression in an older male veteran population. Investi Ophthalmol Vis Sci, **54**(5)：3666–3672, 2013. doi：10.1167/iovs.13-11635
3) Ayaki M, Kawashima M, Negishi K, et al：Sleep and mood disorders in women with dry eye disease. Sci Rep, **6**：35276, 2016. doi：10.1038/srep35276
4) Tsubota K, Yokoi N, Shimazaki J, et al：New Perspectives on Dry Eye Definition and Diagnosis：A Consensus Report by the Asia Dry Eye Society. Ocul Surf, **15**(1)：65–76, 2017. doi：10.1016/j.jtos.2016.09.003
5) Yokoi N, Georgiev GA, Kato H, et al：Classification of Fluorescein Breakup Patterns：A Novel Method of Differential Diagnosis for Dry Eye. Am J Ophthalmol, **180**：72–85, 2017. doi：10.1016/j.ajo.2017.05.022
6) Hosotani Y, Yokoi N, Okamoto M, et al：Characteristics of tear abnormalities associated with benign essential blepharospasm and amelioration by means of botulinum toxin type A treatment. Jpn J Ophthalmol, **64**(1)：45–53, 2020. doi：10.1007/s10384-019-00705-3
7) Toda I, Shimazaki J, Tsubota K：Dry eye with only decreased tear break-up time is sometimes associated with allergic conjunctivitis. Ophthalmology, **102**(2)：302–309, 1995.
8) Sakane Y, Yamaguchi M, Yokoi N, et al：Development and validation of the Dry Eye-Related Quality-of-Life Score questionnaire. JAMA Ophthalmol, **131**(10)：1331–1338, 2013. doi：10.1001/jamaophthalmol.2013.4503
9) Tagawa Y, Noda K, Ohguchi T, et al：Corneal hyperalgesia in patients with short tear film break-up time dry eye. Ocular Surf, **17**：55–59, 2018. doi：10.1016/j.jtos.2018.08.004
10) Crane AM, Feuer W, Felix ER, et al：Evidence of central sensitisation in those with dry eye symptoms and neuropathic-like ocular pain complaints：incomplete response to topical anaesthesia and generalised heightened sensitivity to evoked pain. Br J Ophthalmol, **101**：1238–1243, 2017. doi：10.1136/bjophthalmol-2016-309658
11) Horiguchi H, Kubo H, Nakadomari S：Lack of photophobia associated with bilateral ventral occipital lesion. Jpn J Ophthalmol, **55**(3)：301–303, 2011. doi：10.1007/s10384-011-0019-1
12) Nakamori K, Odawara M, Nakajima T, et al：Blinking is controlled primarily by ocular surface conditions. Am J Ophthalmol, **124**(1)：24–30, 1997. doi：10.1016/s0002-9394(14)71639-3
13) Inomata T, Iwagami M, Hiratsuka Y, et al：Maximum blink interval is associated with tear film breakup time：A new simple, screening test for dry eye disease. Sci Rep, **8**(1)：13443, 2018. doi：10.1038/s41598-018-31814-7
14) Suzuki Y, Mizoguchi S, Kiyosawa M, et al：Glucose hypermetabolism in the thalamus of patients with essential blepharospasm. J Neurol, **254**(7)：890–896, 2007. doi：10.1007/s00415-006-0468-5

15) Emoto H, Suzuki Y, Wakakura M, et al：Photophobia in essential blepharospasm--a positron emission tomographic study. Mov Disord, **25**(4)：433-439, 2010. doi：10.1002/mds.22916
16) Labbe A, Liang Q, Wang Z, et al：Corneal nerve structure and function in patients with non-sjogren dry eye：clinical correlations. Investi Ophthalmol Vis Sci, **54**(8)：5144-5150, 2013. doi：10.1167/iovs.13-12370
17) Fayers T, Shaw SR, Hau SC, et al：Changes in corneal aesthesiometry and the sub-basal nerve plexus in benign essential blepharospasm. Br J Ophthalmol, **99**(11)：1509-1513, 2015. doi：10.1136/bjophthalmol-2014-306426
18) Digre KB, Brennan KC：Shedding light on photophobia. J Neuroophthalmol, **32**(1)：68-81, 2012. doi：10.1097/WNO.0b013e3182474548
19) Harris AJ：Cortical origin of pathological pain. Lancet, **354**(9188)：1464-1466, 1999. doi：10.1016/S0140-6736(99)05003-5
20) Ichinose A, Sano Y, Osumi M, et al：Somatosensory Feedback to the Cheek During Virtual Visual Feedback Therapy Enhances Pain Alleviation for Phantom Arms. Neurorehabil Neural Repair, **31**(8)：717-725, 2017. doi：10.1177/1545968317718268
21) Borsook D, Rosenthal P：Chronic(neuropathic) corneal pain and blepharospasm：five case reports. Pain, **152**(10)：2427-2431, 2011. doi：10.1016/j.pain.2011.06.006

MB OCULI. No. 109：19－24, 2022

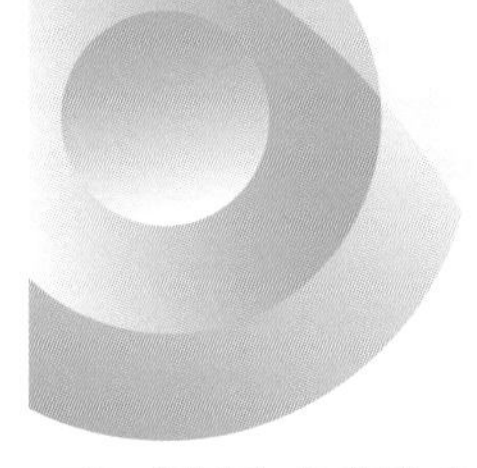

特集／放っておけない眼瞼けいれん―診断と治療のコツ―

本態性眼瞼けいれんへのボツリヌス毒素療法

増田明子*

Key Words： 本態性眼瞼けいれん(essential blepharospasm)，ジストニア(dystonia)，瞬目異常(blink abnormality)，開瞼失行(apraxia of lid opening)，ドライアイ(dry eye)

Abstract：本態性眼瞼けいれんは，中年以降の女性に多くみられる眼周囲の眼輪筋，皺眉筋等の不随意な収縮により開瞼が困難となる疾患であり，眼瞼けいれんの患者が「まぶたがピクピクする」と訴えることはまずなく，「まぶたを閉じていたほうが楽」「まぶしくてしょぼしょぼする」「目をいったん閉じてしまうと開かない」という訴えが多い．瞬目異常による「目がしょぼしょぼする」，「ごろごろ痛い」等のドライアイ様症状の訴えがあるため，実際半数近くがドライアイと診断されているが，歩行中に急に目を閉じて電柱にぶつかってしまう等，ドライアイではみられない極めて重篤な臨床症状が認められることが特徴である．ボツリヌス毒素療法は眼瞼けいれんに対して唯一保険適用が認められている治療法であり，患者のQOL向上が得られるため，積極的に取り組むべき治療である．

本態性眼瞼けいれんとは

本態性眼瞼けいれんは，中年以降の女性に多くみられる眼周囲の眼輪筋，皺眉筋等の不随意な収縮により開瞼が困難となる疾患であり，神経学的には局所ジストニアに分類される[1]．眼瞼けいれんの患者が「まぶたがピクピクする」と訴えることはまずなく，「まぶたを閉じていたほうが楽」「まぶしくてしょぼしょぼする」「目をいったん閉じてしまうと開かない」という訴えが多い(図1)．瞬目コントロールの異常に基づく病態だが，患者自身が瞬目に異常を感じていることはほとんどなく，典型的な臨床症状は，「まぶしい」，「痛い」という感覚過敏(感覚障害)と，「目を開けられない」という運動障害の複合が主である．さらに，瞬目異常による「目がしょぼしょぼする」，「ごろごろ痛い」等のドライアイ様症状の訴えがあるため，実際半数近くがドライアイと診断されている．しかし，本疾患での瞬目異常は，明らかにドライアイとは異なり，「歩行中に目が急に閉じてしまい，電柱にぶつかった」等，ドライアイではみられない極めて重篤な臨床症状が認められることが特徴である．しかも，そういった症状のため外出を控え，人との接触をなるべく避けるようになり，抑うつ(気分障害)，不安，不眠，焦燥といった精神症状を合併することも多く[2)3)]，QOLは大きく損なわれている．本稿で述べる眼瞼けいれんに対する治療法は，比較的良好な治療成績が得られており，患者のQOL向上が得られるため，積極的に取り組むべき治療である．

* Akiko MASUDA，〒663-8501　西宮市武庫川町1-1　兵庫医科大学医学部眼科学教室，助教

眼瞼けいれんの診断

眼瞼けいれんの診断は，先に述べた「瞼を閉じていたほうが楽」「まぶしくてしょぼしょぼする」等の眼瞼けいれんに特徴的な症状以外にも，軽症例ではドライアイとほぼ主訴が同じであることか

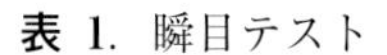

表 1. 瞬目テスト

軽瞬	眉毛部分を動かさないで歯切れの良いまばたきをゆっくりしてみる
速瞬	できるだけ早くて軽いまばたきを 10 秒間してみる
強瞬	強く目を閉じ，素早く目を開ける動作を 10 回してみる

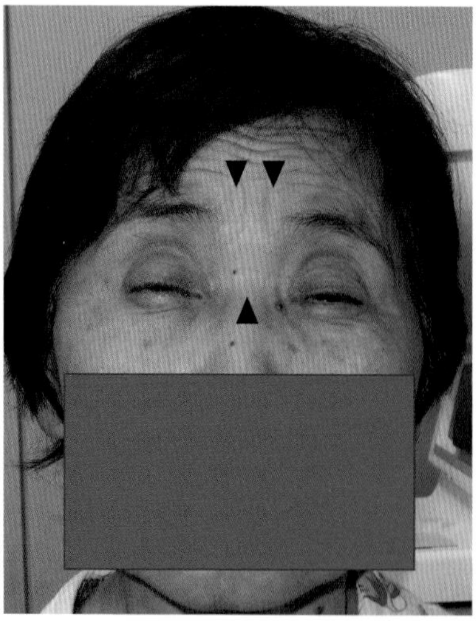

図 1.
眼瞼けいれん顔写真
強く閉瞼してしまうために，皺眉筋(▼)と鼻根筋(▲)に皺が寄っている．

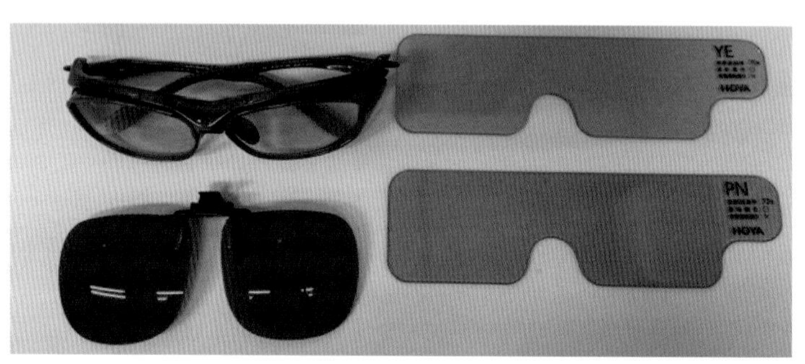

図 2. 遮光眼鏡とクラッチ眼鏡
左上から遮光眼鏡，クリップ式．クリップ式は眼鏡にクリップで取り付けることができる．
右上から遮光レンズ YE(HOYA RETINEX®)と PN(HOYA RETINEX®)．短波長カット率は 85%と 52%とレンズにより異なる．

ら，ドライアイの治療に抵抗する，あるいは無効例には眼瞼けいれんを疑い，瞬目テストを行うと良い．瞬目テストには「軽瞬テスト」「速瞬テスト」「強瞬テスト」があるが，臨床的には「速瞬テスト」がわかりやすい(表 1)．「できるだけ早く瞬きをしてください」と指示し，速い瞬目をさせる．途中でリズミカルな瞬目ができなくなり強く閉瞼してしまう，または開瞼ができなくなれば，陽性と判断する．軽症例も見逃すことのない有用な検査で，診察室内で特別な検査機器がなくても 30 秒程度行えば十分判断できるため，まずは，眼瞼けいれんかもしれないと疑うことが一番大事なポイントである．

眼瞼けいれんの治療

眼瞼けいれんの根治療法はない．対症療法としては，①ボツリヌス毒素療法，②遮光眼鏡(図 2)，③内服療法，④手術治療がある．

眼瞼けいれん診療ガイドライン[4]にもあるように，ボツリヌス毒素療法は眼瞼けいれんに対して唯一保険適用が認められている治療法であり，第一選択といえる．本稿ではボツリヌス毒素療法について基本的な治療法と効果の実際について述べる．

A 型ボツリヌス毒素製剤「ボトックス® 注用 50 単位」(一般名：A 型ボツリヌス毒素，以下，ボトックス)は，神経伝達物質の放出を阻害し，神経筋伝達を遮断することで筋肉の麻痺を生じる作用がある．眼輪筋や周囲の表情筋に投与することで眼瞼の不随意運動を抑制する．効果は投与後 2～3 日で現れ，1～3 週間でピークとなるが，神経筋接合部に再開通が生じる 3～6 か月で効果が消失するのが特徴である．投与自体は難しい手技ではな

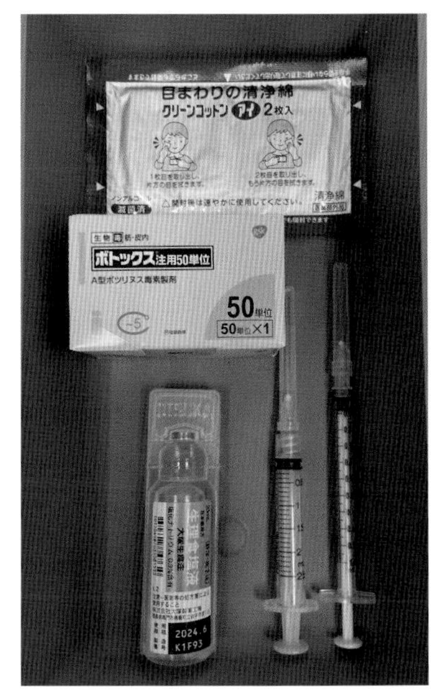

図 3. ボトックス注射に必要な物品
ボトックス®注用50単位，日本薬局方生理食塩液，調整用のシリンジ(2.5 m*l*)と針(20〜22 G)，ツベルクリン用1 m*l* シリンジと31 G針

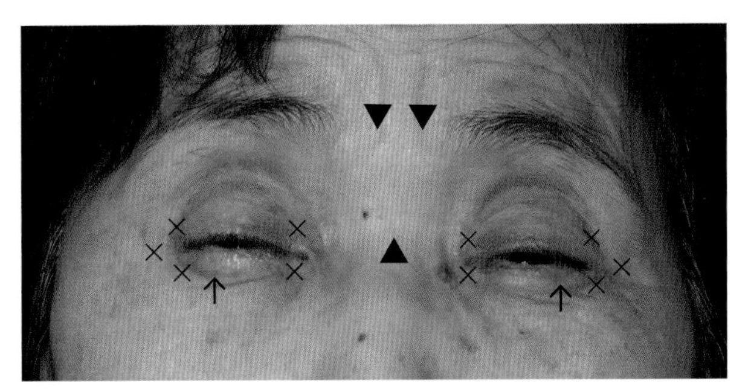

図 4. 投与箇所
通常，初回には1.25単位／部位を1眼あたり眼瞼部眼輪筋5か所(×)，眼窩部眼輪筋1か所(↑)の筋肉内に注射し，必要に応じて皺眉筋(▼)，鼻根筋等(▲)に注射を行う．

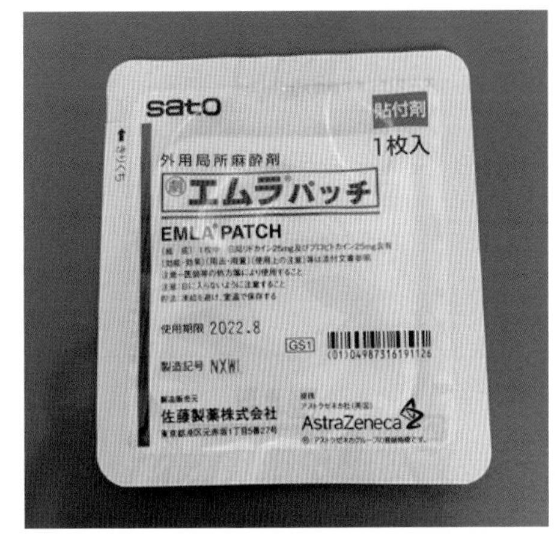

図 5. エムラ®パッチ
シールタイプになっており，薬液を含む部分(直径約35 mm)を60分前に投与部位に貼り付ける．

いが，定められた講習会(講習・実技セミナー)を受講したという修了証が必要である．以下に基本操作と難治症例について述べる．

1．基本操作

1）ボトックスの準備(図3)

ボトックスは調製まで5℃以下の冷所で保存し，使用直前に日本薬局方生理食塩液で溶解して使用する．2.5単位を投与する場合は，50単位を生理食塩液2 m*l*で溶解すると，0.1 m*l*が2.5単位に相当する．

2）ボトックスの投与

患者を仰臥位とし，注射予定箇所に皮膚消毒を行う．クロルヘキシジンで消毒を行い(アルコールを用いる場合はボトックスの失活を防ぐために十分乾かしてから)，ボトックス注の投与を行う．両眼瞼周囲に30 G以上の細い注射針(現在，31 G針や32 G針まであり，筆者は主に31 G針を使用)で皮下の眼輪筋，皺眉筋等に注射を行う(図4)．通常，成人には初回は1.25単位／部位を1眼あたり眼瞼部眼輪筋5か所，眼窩部眼輪筋1か所の計6部位の筋肉内に注射し，必要に応じて皺眉筋，鼻根筋等に注射を行う．注射時の疼痛予防目的に投与部位を注射前に保冷剤等で冷却する．痛みの強い症例ではリドカインテープ剤(ペンレス®テープ18 mg)やリドカイン・プロピトカイン配合貼付剤(エムラ®パッチ)等の表面麻酔薬を貼布する等，工夫すると良い(図5)．眼瞼皮膚がたるんでいる症例が多いので，注射時は皮膚の皺をしっかり伸ばして注射したほうが痛みや内出血の軽減になるが，それでも出血した際は，出血部位を圧迫止血する．注射当日は注射部位をこすらない，投与後1時間は石鹸での洗顔は避けるように指導する．投与箇所および単位を顔のスケッチに記録しておくと次回以降の参考になる(図6)．

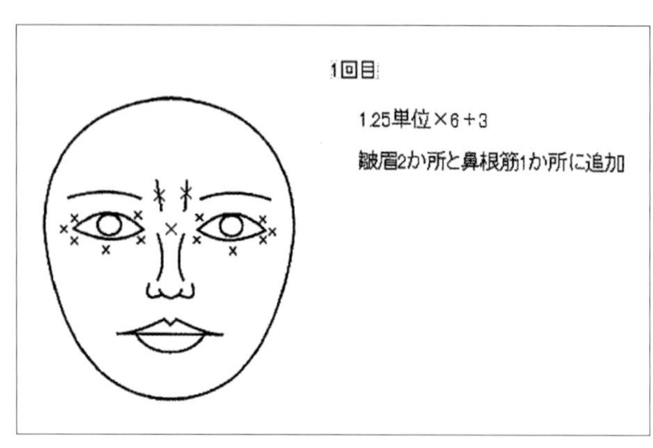

図 6. 顔のスケッチ
スケッチを用いて投与箇所を記録することで，視覚的にもわかりやすく，次回以降の投与の参考になる．

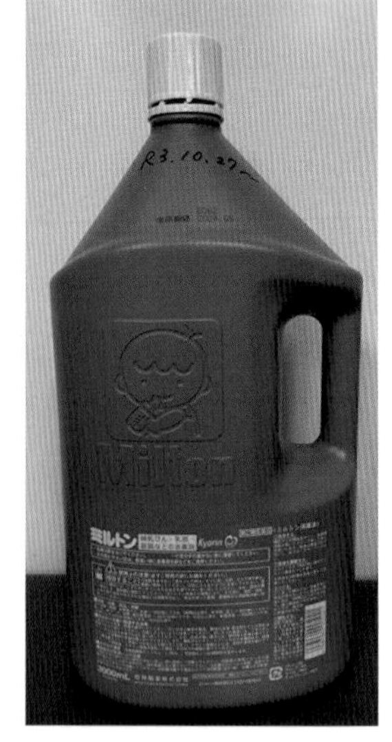

図 7. ボトックスの失活
0.5%次亜塩素酸ナトリウムを適量用いて，バイアル内，投与後のシリンジ内に残存したボトックスを失活させる．

表 2. ボトックスの禁忌・慎重投与

禁忌	全身性の神経筋接合部障害(重症筋無力症，筋萎縮性側索硬化症等)
	妊婦，授乳中
慎重投与	閉塞隅角緑内障または狭隅角
	慢性呼吸器障害
	筋弛緩剤投与中

3）ボトックスの失活(図 7)

投与後は0.5%次亜塩素酸ナトリウム(ミルトン® 等)を用いて失活させる．

4）効果判定

投与2週程度を目安に患者にボトックスの効果や副作用等の問診を行い，効果がやや弱い場合は，投与単位を2.5単位／部位に増やしたり，投与箇所を増やしたりする等，次回以降の投与の参考にする．

2．副作用／禁忌・慎重投与(表 2)

ボトックスの効果は投与2,3日後から出現し，2，3週間程度が最も副作用の出やすい時期であり，その時期に最初の診察を行い効果と副作用を確認する．副作用は，局所性のものがほとんどで，全身性の副作用は非常に稀である．局所症状は，投与部位の疼痛，浮腫，発赤，皮下出血，違和感等，投与直後に生じる注射手技によるものと，1～2週経過してボトックスの作用が出現しはじめた頃に生じる，眼瞼下垂，兎眼，閉瞼不全，複視等であるが，いずれも一過性である．多くは1か月以内に消失するため，時間とともに消失することを注射前に説明しておくと良い．全身性の副作用としては，極めて稀ではあるが重篤な合併症に呼吸障害(0.08%)があり，ボトックスの投与部近位への拡散により呼吸機能低下が現れることがあるので，特に初回および2回目の投与後1，2週間は嚥下障害，声質の変化，呼吸困難等の発現に留意するべきとの報告がある[4]．さらに，重症筋無力症，Lambert-Eaton 症候群，筋萎縮性側索硬化症等，全身性の神経筋接合部障害には，ボトックスの筋弛緩作用により病態を悪化させる可能性があるため，禁忌である．

ボトックス治療の効果の実際

ボトックス治療の長期使用による検討では，初回時の投与単位よりも投与単位が増加するものの，最大効果の持続期間が延長したという海外の報告や[5]，注射部位の増加や，注射濃度を濃くすることで投与量が増加したにもかかわらず，副作用は，むしろ減少したという報告もある[6]．長期投与における問題に，中和抗体出現による耐性と，投与部位，近接部位の筋の化学的除神経(chemo denervation)が指摘されていたが，現在ではあまり影響がないと考えられているとガイドラインには記載されている[4]．

眼瞼けいれん患者の視機能関連の QOL は，The

25-item National Eye Institute Function Questionnaire(VFQ-25)を用いた評価がこれまでされており，視力が良いにもかかわらず，視機能関連QOLは低く，身体的・精神的・社会的な側面で生活に大きな支障をきたすことが明らかとなっている[7]．当教室の嶋田らが報告した，ボツリヌス外来に1年以上通院中の本態性眼瞼けいれん患者のQOLとその影響因子について，VFQ-25を用いたQOLの評価では，治療期間が長いほど目の痛みが軽減されたとしている[8]．ボトックスの有効性として，自発性瞬目での閉眼時間の著明な減少[9]，QOLの改善，抑うつ症状の軽減が報告されている[10]ことから，ボトックスへの満足度はそのままQOLに反映され，治療期間が長くなるにつれ，眼瞼けいれんとうまく付き合えるようになり，その結果，目の痛みの軽減につながるのではないかと考察している．しかし，重症度別では，軽症ほどボトックスの治療効果は持続しているため，軽症例にはボトックス治療が期待できるとの報告もあるが[11]，なかには無効例があることも[12]，治療をするうえで知っておくべき点である．

難治例，効果減弱症例への対策として，初回投与前に，「症状を軽減するためのものであり，注射を行うことで完全に治すものではない」「十分な効果が期待できないこともある」等，丁寧なインフォームド・コンセントは不可欠であり，患者にボトックス治療へ過度に期待させるのは禁物である．

ボトックスの単独治療ではなく，遮光眼鏡の装用や内服薬や手術加療(眼輪筋切除術や定位脳手術等)の併用によりボトックス治療の効果が高まる場合があり[12]，なかでも遮光眼鏡は，一般的な見え方の改善や，目の痛みを軽減することが示されており，特に遮光眼鏡では，短波長光のカット率の高い遮光レンズが望ましい[13]．遮光眼鏡も併用しながら，ボトックスの継続治療が，QOLの改善には重要とされており[8]，さらに日常生活では，過度なストレスをため込まないように指導することも重要である．

おわりに

眼瞼けいれんの治療法について述べた．ボトックスは眼瞼けいれんに対して唯一保険適用が認められている治療法であり，第一選択としての役割が大きいが，難治例も存在する．遮光眼鏡，症例によっては上眼瞼手術を施行する等，他の治療法との併用を行うことで，患者が上手に疾患とつきあっていく一助となりうる．

文　献

1) 三村　治，鈴木　温，木村亜紀子：本態性眼瞼痙攣の臨床．神経眼科，**20**：15-21，2003.
2) 若倉雅登，山上明子，岩佐真弓：眼球使用困難症候群としての眼瞼痙攣．神経眼科，**34**：421-428，2017.
3) 南雲はるか，山上明子：開きづらいⅢ(けいれん・まばたきが多い)．MB OCULI，**70**：19-24，2019.
4) 三村　治，河原正明，清澤源弘ほか，日本神経眼科学会眼瞼痙攣診療ガイドライン委員会：眼瞼けいれん診療ガイドライン．日眼会誌，**115**：617-628，2011.
5) Mejia NI, Vuong KD, Jankovic J：Long-term botulinum toxin efficacy, safety, and immunogenicity. Mov Disord, **20**：592-597, 2005.
6) 木村亜紀子，三村　治：BTX治療の長期予後．眼科疾患のボツリヌス治療(三村 治編)，診断と治療社，pp. 79-93，2009.
7) 久保若菜，原口　瞳，氷室真琴ほか：NEI VFQ-25を用いた眼瞼痙攣患者の視機能関連QOLの評価．眼臨紀，**3**：901-907，2010.
8) 嶋田祐子，大北陽一，木村亜紀子ほか：ボツリヌス治療中の本態性眼瞼痙攣患者のQOLとその影響因子．臨床眼科，**75**：959-965，2021.
Summary　ボトックス治療の満足度が本態性眼瞼けいれん患者のQOLの改善に関与していることが示された文献である．
9) 中村由美子，三村　治，木下　茂ほか：眼瞼痙攣に対するボツリヌス毒素療法の瞬目解析．神経眼科，**32**：269-279，2015.
10) Ochudlo S, Bryniarski P, Opala G：Botulinum toxin improves the quality of life and reduces the intensification of depressive symptoms in patients with blepharospasm. Parkinsonism

Relat Disord, **13**：505-508, 2007.
11) 岩佐真弓，南雲はるか，引田俊一ほか：眼瞼けいれん，片側顔面けいれんにおけるボツリヌス治療効果の比較．日眼会誌，**122**：905-911，2018.
12) 日本神経学会(監修)：ジストニア診療ガイドライン 2018．南江堂，2018.
13) 三村　治，木村亜紀子，岡本真奈ほか：眼瞼痙攣に対する遮光レンズの効果．眼科，**63**：465-471，2021.
Summary　眼瞼けいれん患者の羞明の軽減に短波長光のカット率の高い遮光レンズは有効であることが示された文献.

MB OCULI. No. 109：25－32, 2022

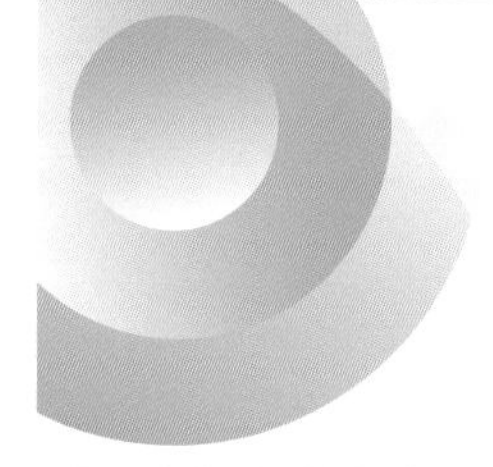

特集／放っておけない眼瞼けいれん―診断と治療のコツ―

一般クリニックにおけるボツリヌス毒素療法

前田秀高*

Key Words： 眼瞼けいれん(blepharon spasm), 片側顔面けいれん(hemifacial spasm), ボトックス注射(botox), 眼瞼ミオキミア(eye lid myokymia), 眼科クリニック(private practice), 血管減圧術(neurovascular decompression)

Abstract：眼瞼けいれん, 片側顔面けいれんに対するボツリヌス毒素療法(ボトックス治療)が保険承認され, すでに20年余が経過した. しかし, ボトックス治療を継続的に行っている一般クリニックもそう多くはない. クリニックレベルで満足度の高いボトックス治療を行っていくためには, 医師の注射手技の理解のみならず, 運営上のボトックス管理のシステム化や医療スタッフとの共通理解が必須である. 眼科診療のなかでも少し異質ともいえるボトックス治療を成功させるためには, あらかじめ周知しておくべき知識や手技にもちょっとしたコツがある. 特に, 患者への「治療前の十分な説明」とボトックス注射による「的確な治療効果」はスムースなボトックス治療を継続させていくうえで非常に重要である. なかにはボトックス治療に抵抗する例もあるが, そのような例では躊躇せずに大学病院等への紹介を行い, 患者のQOLを低下させないよう努める. そのためにも平素から確かな病診連携を築いておくことが重要である.

はじめに

最近では麻痺性斜視に対するボツリヌス毒素療法(ボトックス®(以下, ボトックス)治療)が保険承認された[1]が, 筋電計を用いて直筋付近に注射するという手技は開業医レベルでは困難であり, 現時点では一般的ではなく, 眼科開業医レベルで行うボトックス注射の適応疾患といえば, 「眼瞼けいれん」と「片側顔面けいれん」の２つ[2]となる. ただ, 眼科領域でのボトックス治療が保険適用になってからすでに20年以上経過しているが, これまでの状況をみる限り, 眼科医でボトックス治療を継続的に行っているというクリニックは, 実際にはかなり限定されているという印象を持っている. それは何故なのか. ボトックス注射そのものは, 施注方法さえ間違えなければ, 非常に治療効果の高い治療法であり, 他に治療法がなくて困っている患者にとっては正に福音となっている治療法[2,3]である. 顔面に注射を行うという行為のみであるのに, 何故多くの眼科医は敬遠しがちなのだろうか. それは, ボトックス管理の煩わしさもさることながら, 満足度の高いボトックス注射を行うにはちょっとしたコツと経験が必要だからと筆者は感じている. 本稿はボトックス治療を行おうと思っているが, なかなか最初の一歩を踏み出せないでいる眼科医向けに, そのコツを少し伝授してみたい.

まずは最初の一歩を踏み出そう

自院でボトックス注射を行うためには, まずはGSK(グラクソ・スミスクライン)社が主催するセミナー「ボトックス講習・実技セミナー」を受講し, 修了証の交付を受けなければならない. 現在

* Hidetaka MAEDA, 〒540-0026　大阪市中央区内本町1-1-1 OCTビル1階　医療法人前田眼科, 理事長

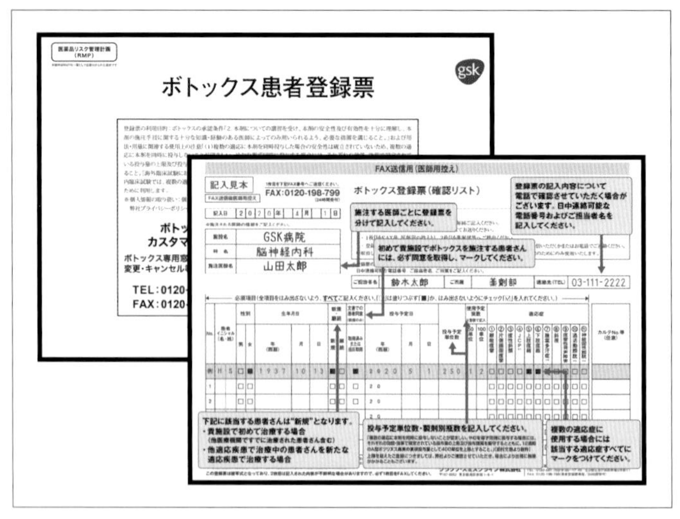

図 1. ボトックス患者登録票と記載方法

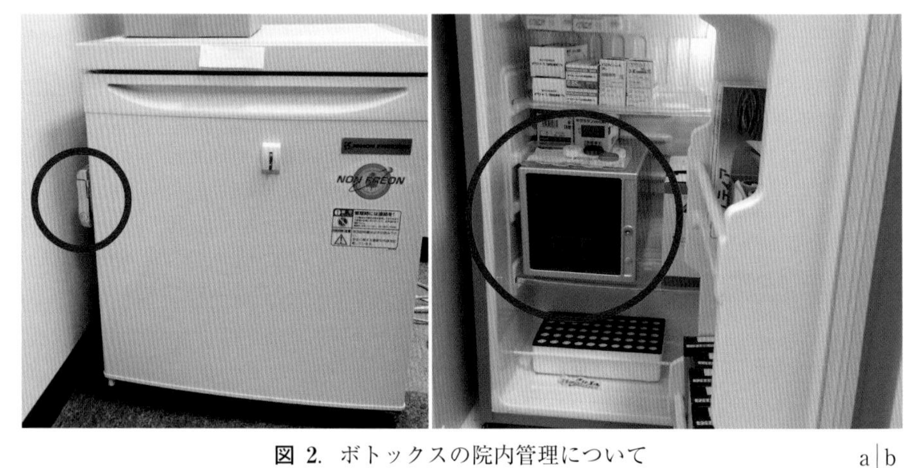

図 2. ボトックスの院内管理について　a｜b

a：市販されている鍵付冷蔵庫．クリニック設置にしては大型である．

b：市販冷蔵庫内に鍵付容器を設置して使用すると省スペースで利用できる．

ではWEBでの受講取得も可能となっており，受講資格取得の門戸は以前よりも広がっている．資格証を取得した後は，自院でボトックス注射を行うための管理体制を構築する必要がある．病院であれば，薬剤部に連絡するだけで薬剤が調達できてしまうことも，クリニックではすべて，管理責任者である院長自らがすべてを把握し，管理しなければならない．具体的には，初回投与の患者に対しては必ず施注前に注射の内容について十分な説明を行い「同意書」を取得する．同意取得後は，患者と治療日時を決定し，患者登録を行う(図1)．次いで，所定の患者登録票に必要事項を記入して，1部をGSKのボトックス窓口へFAXし，もう1部は自院で保管する．そして担当の卸会社に予約日のボトックスバイアルの納入手配をする．当院ではボトックスという「毒薬」を扱うという管理上のリスクをなくすために，必ず患者の投与予定日の朝に卸からバイアルを納入し，そのまま冷蔵庫内(5℃以下で保存する必要がある)の鍵付保管庫で保管し，当日中に使用するようにしている．保管には，市販されている鍵付冷蔵庫を購入しても良い(図2-a)が，高額なうえにかさばるので，スペースに制限のあるクリニックでは冷蔵庫内に図2-bのような鍵付保管庫を固定して使用しても良い．いずれにせよ，ボトックスのバイアルは管理上の問題点からも基本的に院内では長期間保管しないのが無難である．また，使用後には必ず0.5%次亜塩素酸ナトリウムで失活させ，通常の医療廃棄物として処理する．これら一連の流れを全スタッフに共有させ，ボトックスの登録漏れや卸への発注ミスがないように注意する．最初は，このシステムを構築するのに煩雑さを感じるが，一度システムを構築してしまえばあとはルーティンでの作業となるので，この一連のボトックス治療の流れをクリニックごとに雛形の作成をすることが，まず最初に行うべき重要な仕事である．スタッフ教育には，医師からの説明のみならず，製薬会社が主催する勉強会やMRの説明会等をうまく利用してスタッフとの共通理解を深めるようにする．

ボトックス治療の適応かどうかを判断する

「片側顔面けいれん」については，比較的特徴的な訴えや表情筋の動きを呈することから診断はさほど難しくはないが，その発症原因の多くが，頭蓋内の顔面神経圧迫に起因するものなので，開業医であってもまずはボトックス治療を開始する前に，脳外科にもコンサルトのうえ，MRIで顔面神経圧迫病変の有無について必ず確認しておく必要がある．病状によっては脳外科手術での血管減圧術で根治しうるが，実際には脳外科手術そのものに強い抵抗を感じ，ボトックス治療を選択される患者も多い．したがって，片側顔面けいれんの場合には脳外科手術かボトックス治療の二択となり，後者を選択した場合(症状の動揺はあるものの)，症状軽減のためには注射を継続する必要がある旨を事前に説明しておく．

「眼瞼けいれん」も軽症例ではドライアイと診断され，症状が改善されないまま漫然と看過されている場合がある[4]が，最近では眼瞼けいれんに対する眼科医の理解も深まってきており，眼瞼けいれんを疑って紹介を受けるケースも多くなってきた．眼瞼けいれんの診断[5]には問診を十分に行い，ドライアイ治療等を行ってもなお症状の改善をみないのか，心療内科(自立神経失調症，うつ病)や向精神薬や眠剤等の薬物服用歴がないか等を問診で十分聴取する．痙攣誘発の原因が特定できるものに対しては内科医と連携し，減量・中止により症状が緩和されるかどうかを注意深く観察する．そして本態性眼瞼けいれんの場合はボトックス治療が唯一の治療法であることを患者に理解させる．鑑別診断として臨床上最も多くかつ，軽度の眼瞼けいれんと見誤りやすいものに，眼瞼ミオキミアがある[4]．ミオキミアの多くは片側で，チックよりは細かい動きで，上眼瞼または下眼瞼の一部のみがピクピクと動く状態で，一見軽度の片側顔面けいれんと見誤りやすいが，ミオキミアの痙攣は断続的であり，持続時間が数分までと短く，開瞼を妨げることもなく，ドライアイ治療等で数週間以内に自然に治まることから，診断に迷う場合は，まずはヒアルロン酸等のドライアイ点眼を処方し，数週間程度経過を観察すれば判断できることが多い．

患者にボトックスの治療計画を理解してもらう

患者にボトックス治療の必要性について説明したのち，ボトックス注射そのものは根治的治療ではなく，症状改善のための「対症療法」であることを説明する．したがって，注射効果が減弱する前に定期的(3〜4か月ごと)に施注を行いながらquality of visionを保っていくという治療スタイルであることを理解してもらう．ボトックス治療は保険適用であるが，高額な治療となること(3割負担で13,000円程度)，症状も完全に戻るわけではなく，不快な症状のもととなっている眼筋の痙攣を末梢部で緩和しているだけなので，顔面の表情の動き等は施注後もやや不自然になることは否めないこと等も事前に説明しておく．また，患者がイメージしやすいように，ボトックス治療により得られる満足度を事前に伝えておく[6]のも1つの方法である．「治療に完全に満足」する程度を100点とした場合，概ね片側顔面けいれんは80点，本態性眼瞼けいれんの場合は70〜80点，薬剤性や高度痙攣の場合は50〜60点程度と点数にして事前

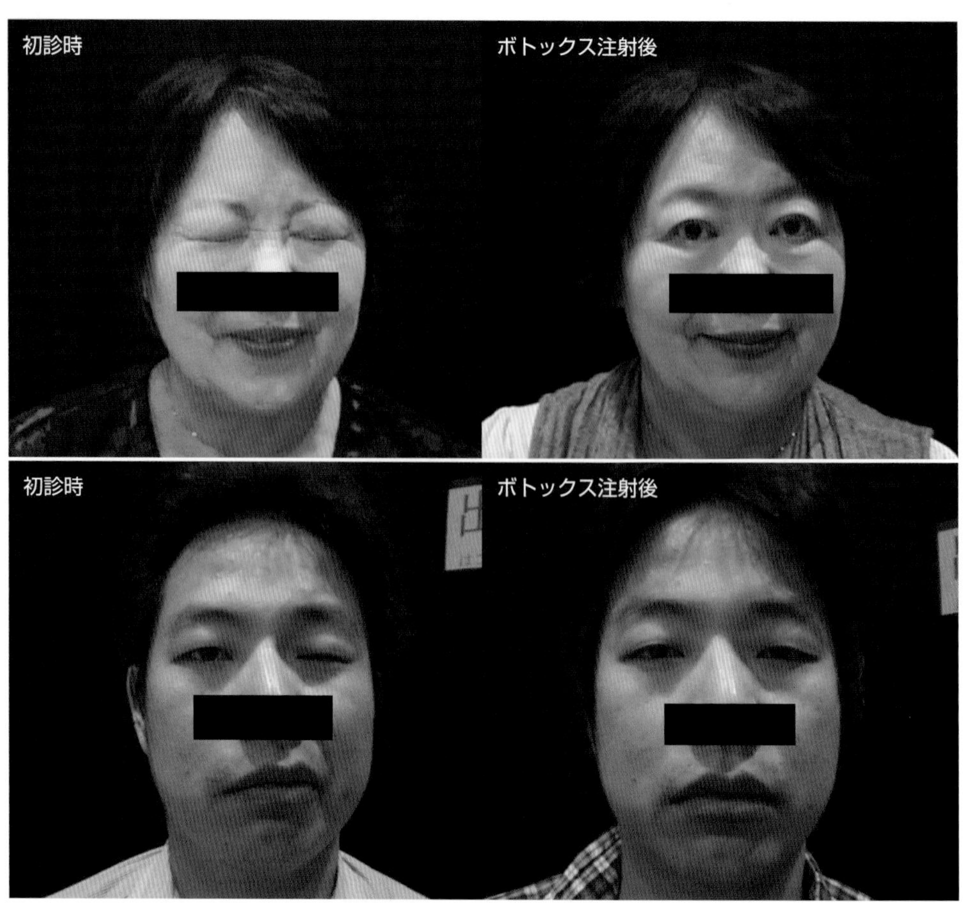

図 3. ボトックスによる治療効果
a：本態性眼瞼けいれんの例
b：片側顔面けいれんの例

に伝えておくことで患者も治療効果をイメージしやすくなる．また図3のように動画を対象となる患者に見てもらい，施注前後のボトックスの効果を事前に患者自身に確認してもらっても良い．コツは最初から患者の期待値を高く上げすぎないことと，最初の投与は「やや弱めから始めること」である．効果が強すぎて逆に閉瞼が不十分になったり，無表情な顔貌になってしまうと完全に「過矯正」であり，そうなると患者がボトックス治療に失望してしまい，以降の施注意欲を大きく削ぐ結果となるので，最初の過矯正だけは絶対に避けるようにする．

治療効果判定のポイント

通常，治療効果は投与2，3日後から出現し，2週間程度で最大[6]となる．そのため，注射効果の判定は，効果が最大と考えられる注射後2～3週間後に行う．治療効果の判定は，まず全体を目視して安静時での痙攣が減っているかを確認する．その後，閉瞼困難がないか，瞬目は可能かを動的に確認し，自然な開閉瞼が可能になっていれば注射効果良好とする．また，必ず細隙灯顕微鏡による生体染色検査も行い，ボトックス注射後に点状表層角膜炎(SPK)ができていないかどうかを確認する．SPKが悪化している場合(図4-a)や閉瞼が十分でない場合はボトックス効果が強すぎるので，次回は20～30％減量する．ただ，一般的にボトックス治療開始後はドライアイ傾向になるので，治療開始後はヒアルロン酸の点眼を必ず併用する．片側顔面けいれんの場合は上記に加えて，まず通常の状態で，口角の位置の左右差がないかを確認する．施注側の口角が落ちていたり，患者が唇を

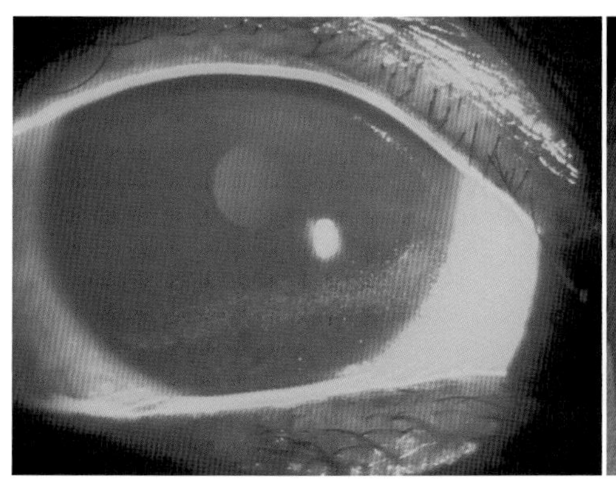
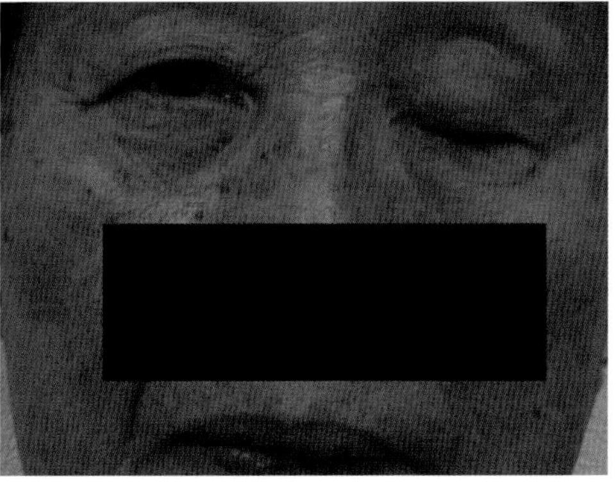

a|b **図 4.** ボトックス治療による副作用
a：ボトックスの効果が強すぎるとSPKによる異物感・羞明を生じる.
b：他院でのボトックス施注後に左眼瞼下垂をきたした症例

咬むようなら，効果が強すぎるので次回以降は減量させる．逆に，施注後にも口角が上がっていたり，下顎に突っ張る動きがある場合は，次回以降，下顎のオトガイ筋にも施注を追加する．ただ，笑うときに口角が上がらなくなるのはボトックス注射を行う以上，不可避の影響なので，それについては仕方ない旨をあらかじめ患者に説明しておく．いずれにせよ，施注開始後3回程度は，今後の施注量を決定する基礎固めの時期なので，最適な投与量を決定できるまでには，数回の施注が必要であることをあらかじめ患者側に伝えておくことが肝要である．

ボトックス治療の実際

アルコール消毒による眼刺激の抑制のため，ベノキシール® による点眼麻酔後，30 G針で針をやや寝かせた状態でゆっくり皮下に注入する．一般に患者が疼痛を訴えるのは穿刺痛よりも薬液を注入しているときに痛みを感じるケースが多いので，30 G程度の細く，腰の柔らかい針で穿刺し，ゆっくりと薬液を注入するとさほどの疼痛を訴えることはない．以前は投与前にキシロカイン®テープやゼリー塗布[7]を行っていたが，施注前の30分以上前から準備せねばならず，時間と場所とマンパワーに制限のある開業医レベルでは現実的ではなく，現在は上記の施注法を原則とし，どうしても施注時の痛みが強い人のみ，施注直前に患者自身に保冷剤で施注場所付近を押さえるようにしてもらっている．

施注のコツ

施注の際の注意点を以下に列挙する．まずは，1か所あたりの薬液量が0.1 m*l*を超えない容量で希釈して使用する．1か所あたりの注入量が0.1 m*l*以上になると施注部位が大きくドーム状に腫れて見栄えのみならず，薬液が予想以上に広範囲に作用してしまう危険があるため，例えば1か所に2.5単位打つ場合でも，50単位バイアルを4 m*l*の生食で希釈して0.2 m*l*打つよりも，2 m*l*で希釈して0.1 m*l*打つほうが効果も確実で，他の筋への誤作用のリスクが少ない．また，施注後は患者に眼瞼を強くこする等の行為を2，3日はしないよう念押ししておく．特に施注直後に上眼瞼を強くこすると，薬液が上眼瞼挙筋に作用し，施注後に眼瞼下垂を生じる場合があるので(図4-b，図5)，あらかじめ注意喚起しておく．また添付文書では，下眼瞼耳側部への投与も推奨されているが，老人や痩せた人では眼瞼皮膚や眼輪筋が薄く，少しでも施注が眼瞼深部に達すると外眼筋に誤作用し，施注後に複視を生じることがあるため，筆者は現在ではこの部位への施注は行っていない．また，下眼瞼内眼角部への施注も，同部位への浸潤は鼻涙管麻痺から施注後に流涙を訴える場合があるので，少し鼻根部より離して行う．

施注を行う場所については，顔面のどの表情筋に効かせたいのかを解剖学的にイメージしながら(図6)行う．一般的には眼瞼部の痙攣については眼輪筋に作用させる感覚で，図5に示す5か所に

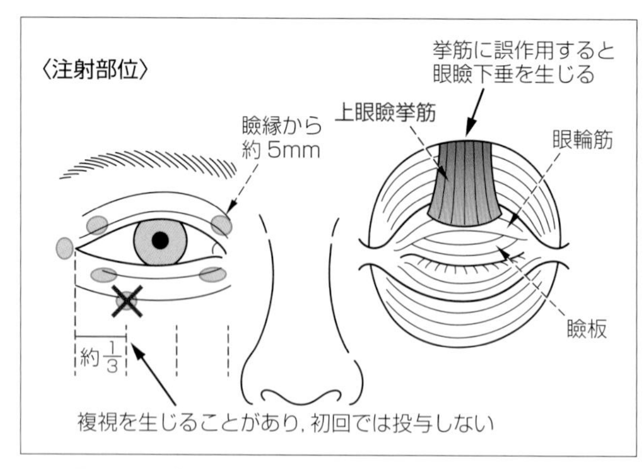

図 5. 眼瞼周囲のボトックスの施注部位と注意点

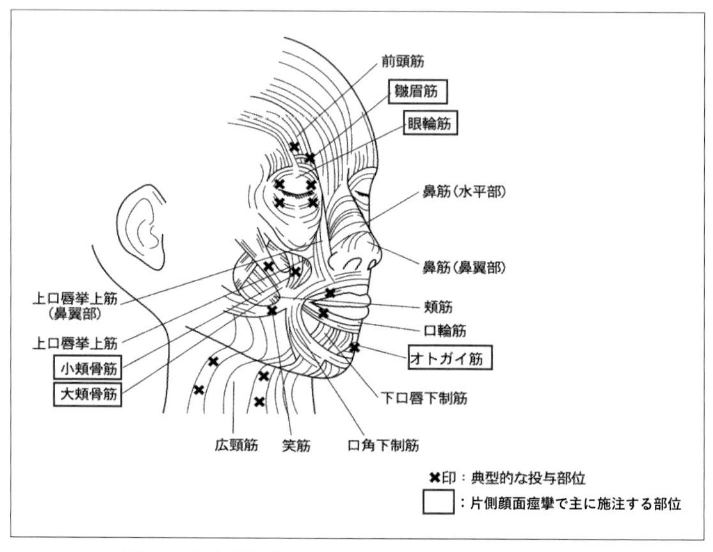

図 6. 片側顔面けいれんでの顔面表情筋の解剖
（ボトックス® 添付文書より）

行う．片側顔面けいれんの場合は，頬部や口角周囲への施注も必要になるが，片側顔面けいれんの場合であっても，眼輪筋以外の部位は，基本として頬部は大頬骨筋(口角を引き上げる筋肉)，小頬骨筋(上唇を引き上げる筋肉)の2か所に行い，その後にも下顎周囲に痙攣が残存したり，口角が下がってしまった場合にはオトガイ筋や口角下制筋(口角を引き下げる筋肉)に追加して，施注後も左右の口角の位置がアンバランスにならないよう場所と量を工夫する．

ボトックス治療の成功のカギ

ボトックス治療の成功の可否は「最初の十分な説明」と「一発目の治療効果」である．

これらがうまくいくと，次回以降はほとんど説明に要する時間というものは必要なく，患者側も効果を実感できているので，細部を詰めていく感じで投与量を調整していくのみで済む．ただ，施注量は患者ごとによって異なり，いわば患者ごとの病状と程度に応じた「テーラーメイド治療」を如何に病状に応じてリアルタイムに行っていけるかが成功のカギとなる．

また，長期間治療を継続していても毎回同量の施注を継続するだけで，安定した効果が得られている場合は，そのままの治療を継続していけば良い[8]が，なかには経過中に効果が減弱・増強してきたり，顔面筋のなかでも作用効果の差異(効きすぎている部位とそうでない部位)が出てくる場合があるので，必ず毎回，カルテに施注部位・箇所・投与量を書き留めておき，変更した場合は次回受診時に，その部位はどうであったかを確認し，その後の施注に活かしていくことで患者の満足度を上げる努力をする．やはり顔の表情というのは我々が思う以上に患者側にとっては非常にsensitiveな問題なので，一度決定した投与量だからといって漫然とそれを継続するばかりでは不十分であり，必ず毎回患者の声に耳を傾け施注に活かすよう心がける．

大学病院に送るタイミング

眼瞼けいれんや片側顔面けいれんに苦しむ患者も，ボトックス治療の普及により患者のQOL(quality of life)は明らかに向上した．しかし，ボトックス治療を行ってもなお，症状の改善が得られないか，あってもごく軽度にとどまり，依然日常生活にも支障をきたすような例も少なからず存在する．そのような症例では，漫然とボトックス注射を継続するのではなく，さらに高度医療を行える大学病院への紹介を考えるのが賢明である．開業医では注射の投与量の増減等，細やかな患者ケアが行える半面，メージュ症候群等の重症例や薬剤性の一部の症例では全く反応が得られず，治療に苦慮するケースがある[9]．その場合は，外科的治療や心療内科，精神科を含めた総合的ケアを考慮し，大学病院等への紹介を考慮する．ただ眼輪筋切除等の外科的治療を行っても単独では完治に至ることは少なく，実際には外科的治療後もボトックス治療を併用して継続して行う例も多く，普段から痙攣疾患が治療可能な中核病院との病診連携を確立しておくことが肝要である．

まとめ

片側顔面けいれん，眼瞼けいれんに対するボトックス治療は，適切に行えば患者満足度も高く，眼科開業医レベルでも十分に管理可能な治療法である．特に眼瞼けいれんについては，ボトックス治療は唯一といって良い治療法であり，片側顔面けいれんでも病状や手術リスク等を考慮して最終的にはボトックス治療を選択される患者が多い．本稿では患者の満足度を上げるためのボトックス治療のコツと工夫について概説してきた．ボトックス治療は対症療法である以上，患者の希望にできるだけ沿いながら高い治療効果を維持していくことが，患者の治療脱落をなくすために重要なことだと感じている．ただ，一方で許可証取得の手間やボトックスの保管，管理の問題や，逐一施注予定患者リストを送付する等の繁雑な事務作業も治療参加への足かせとなっている要因等もあり，実際にはボトックス注射を行っている眼科クリニックはまだまだ不足しているのが現状である．実際に，患者はどこに行っても治らないため眼科医院を転々とし，そのため何年も不自由な生活を強いられた結果，quality of lifeが低下し，何軒も病院を受診したが治らないといった患者側の訴えは今なお多い．

日帰り白内障手術が一般的になった現代においては，白内障手術はもはやあまり感謝されにくい手術となってきたが，ボトックス治療は注射が奏効し，患者の不具合が劇的に改善されれば非常に感謝されることも多く，かつ必ず定期的に通院されるので医師・患者間の良好な信頼関係も生まれやすい．ボトックス注射は，添付文書をみただけで簡単に施行できるものではないが，上述したようなちょっとしたコツで飛躍的に患者満足度を向上させうる治療法と感じているので，患者にとって最も身近な医者である開業医にこそ，是非1人でも多くの眼科医に興味を持っていただき，積極的に治療参加していただきたいと切に願っている．

文　献

1) 三村　治：ボツリヌス毒素注射併用斜視手術．眼科，**59**：1069-1074，2017.
2) 若倉雅登：眼瞼けいれんと顔面けいれん．日眼会誌，**109**：667-684，2005.
Summary 眼瞼けいれん，片側顔面けいれんという疾患概念をわかりやすく解説したバイブル

ともいうべき論文．ガイドライン作成のもとともなっており必読の書．
3) 三村 治：眼科からみた眼瞼痙攣，片側顔面痙攣．眼科疾患のボツリヌス治療(三村 治編)．診断と治療社，東京，pp. 2-14，2009.
4) 若倉雅登：誤診だらけの眼瞼痙攣．眼科，**45**：1975-1981，2003.
5) 三村 治，鈴木 温，木村亜紀子：本態性眼瞼痙攣の臨床．神経眼科，**20**：15-21，2003.
6) 清澤源弘，小町祐子，髙橋真美：眼瞼痙攣の治療．神経眼科，**34**(4)：411-420，2017.
Summary 眼瞼けいれん治療を成功させるコツとヒントが10項目の見出しで解説されている．診断から治療に至るまで，多数の症例を経験されている著者ならではのアイデアが満載されている．
7) 三好政輝，木村亜紀子，岡本真奈ほか：本態性眼瞼痙攣に対するボツリヌス注射時における局所麻酔薬の疼痛緩和効果．神経眼科，**38**(1)：2-6，2021.
8) 木村亜紀子，三村 治：BTX治療の長期予後．眼科疾患のボツリヌス治療(三村 治編)．診断と治療社，東京，pp. 79-93，2009.
9) 三村 治，木村亜紀子，一色佳彦：難治性眼瞼痙攣患者に対する上眼瞼手術の影響．神経眼科，**34**(4)：429-434，2017.
Summary 眼瞼けいれんの患者の約10%はボトックス治療のみでは十分な効果が得られない．そのような難治性眼瞼けいれん患者に対する眼輪筋切除術での治療効果の報告である．

MB OCULI. No. 109：33－38, 2022

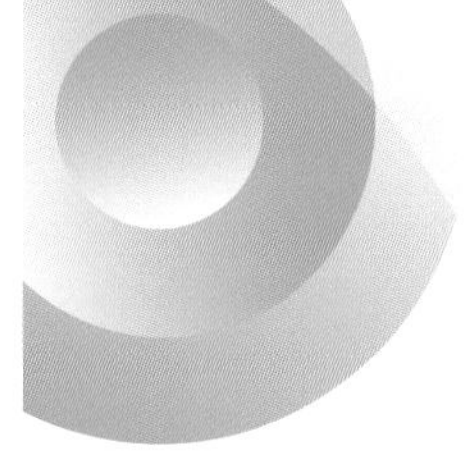

特集／放っておけない眼瞼けいれん―診断と治療のコツ―

薬剤性眼瞼けいれん，症候性眼瞼けいれんへの対応

岩佐真弓*

Key Words： 薬剤性眼瞼けいれん(drug-induced blepharospasm)，ベンゾジアゼピン系薬剤(benzodiazepines)，羞明(photophobia)，症候性眼瞼けいれん(secondary blepharospasm)，パーキンソン病(Parkinson's disease)

Abstract：薬剤性眼瞼けいれんは，主として向精神薬により起こる眼瞼けいれんである．なかでもベンゾジアゼピン系薬剤およびその類似薬による眼瞼けいれんは，本邦での処方量の多さのため頻度も高く，日常臨床で頻繁に遭遇する．原因薬剤の調整や中止を処方医と相談することが重要だが，急激な減薬はリスクが高いため，同時進行で眼科的な対応を行う．本態性眼瞼けいれんで第一選択の治療であるボツリヌス毒素療法は薬剤性眼瞼けいれんでも用いられる．また，薬剤性眼瞼けいれんでは瞬目異常よりも羞明や異物感等の感覚過敏が前面に出る場合も多いが，ボツリヌス毒素療法や遮光眼鏡でそれらの対症療法を行う．症候性眼瞼けいれんは，パーキンソン病・進行性核上性麻痺・多系統萎縮症といった変性疾患が原因となるものと，大脳基底核の脳血管障害によるものがある．原因疾患の治療を行いながら，必要に応じて本態性眼瞼けいれんに準じた眼科的治療を行う．

はじめに

眼瞼けいれんの半数以上は原因が明確ではない本態性眼瞼けいれんであるが，薬剤性眼瞼けいれんも決して稀ではない．原因薬剤は向精神薬であることが多く，なかでもベンゾジアゼピン系薬剤およびその類似薬は処方されている例が多いため，日常臨床でしばしば遭遇する．薬剤性眼瞼けいれんに対する対応としては，原因薬剤の調整および本態性眼瞼けいれんに準じた眼科的な対症療法を行うこととなる．

薬剤性眼瞼けいれん

1．薬剤性眼瞼けいれんの病態

眼瞼けいれんは局所ジストニアであるとされている．ジストニア診療ガイドライン2018[1]では，「薬剤性ジストニア」について次のように書かれている．

薬剤性ジストニアの診断には，「①原因となる薬物の服用・服用歴がある」ことと，「②ジストニアを認める」ことの2つが必須であるとされている．原因薬物の多くはドパミン拮抗作用があり，なかでもD2受容体の遮断が遅発性症候群を起こしやすいと考えられている．D2受容体とは，ドパミンの2型受容体のことであり，統合失調症と関連するとされ，D2受容体を抗精神病薬が遮断するとドパミン過剰による幻覚や妄想といった症状が改善する．

薬剤性眼瞼けいれん，または薬剤性ジストニアの機序は正確にはわかっていないものの，「皮質-線条体-視床-皮質回路」(図1)の賦活化によりそれらが発症するとの仮説がある[2]．この回路では，正常では視床の活動は抑制されているが，抑制が低下して視床の活動が上昇し，回路自体が賦活化

* Mayumi IWASA，〒101-0062　千代田区神田駿河台4-3　井上眼科病院

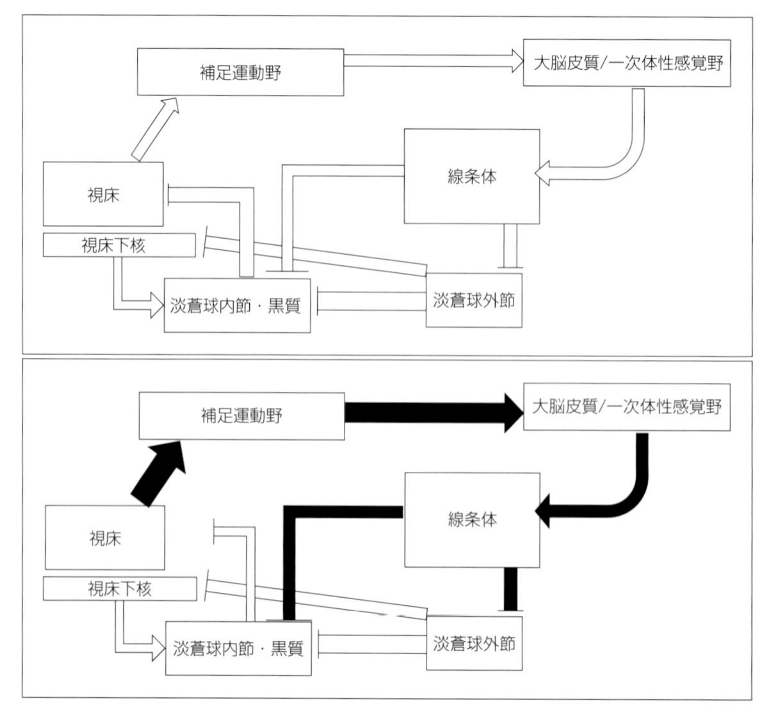

a/b

図 1. 回路

aは正常時の「皮質-線条体-視床-皮質回路」である．抑制系ニューロンにより視床の活動は制御を受けているが，bは眼瞼けいれんにおける「皮質-線条体-視床-皮質回路」であり，淡蒼球内節・黒質から視床への抑制が減弱し，視床・線条体・補足運動野等の賦活化がみられる．

（文献2を参考に改変）

表 1. 薬剤性眼瞼けいれんの原因薬剤

薬剤性眼瞼けいれんをきたす薬剤の一例をまとめた．日本ではベンゾジアゼピン系薬剤による眼瞼けいれんが多い．古くからある抗精神病薬による眼瞼けいれんも頻度は高い．

ベンゾジアゼピン系	ブロチゾラム，フルニトラゼパム，アルプラゾラム，ロラゼパム，クロチアゼパム etc
非ベンゾジアゼピン系	ゾルピデム，ゾピクロン
チエノジアゼピン系	エチゾラム
抗精神病薬	クロルプロマジン，オランザピン，リスペリドン etc
ベンザミド系	スルピリド
抗コリン薬	アーテン®

されると考えられる．補足運動野や一次体性感覚野等の活動亢進が眼瞼けいれんと繋がるといわれている．

また，実臨床ではベンゾジアゼピン系薬剤内服による薬剤性眼瞼けいれんの頻度が高いが，それらはドパミンの阻害ではなくGABA系へのアゴニストとして働いている．GABAと眼瞼けいれんまたはジストニアとの関連として，Loonenらは「皮質-線条体-視床-皮質回路」の最初のポイントではmedium spiny neuronsと呼ばれるGABA作動性ニューロンが関与するとしている[3]．

2．原因薬剤とその聞き取り

薬剤性眼瞼けいれんは，主として向精神薬による遅発性ジストニア(ジスキネジア)として生じる．原因となりうる薬剤を表1にまとめた．抗精神病薬による遅発性ジストニアは以前から知られていたが，それらにはベンゾジアゼピン系薬剤は含まれていなかった．むしろ，ベンゾジアゼピン系薬剤は比較的安全性の高い向精神薬・睡眠薬として，処方されやすかった傾向がある．しかし，実際には本邦でのベンゾジアゼピン系薬剤の使用が多い背景もあり，これらによる薬剤性眼瞼けいれんに臨床で遭遇することは非常に多い．

通常，眼科では問診時に併用薬や他科受診について確認しているが，ベンゾジアゼピン系薬剤は精神科以外の診療科でも多く処方される傾向にあるため，精神科通院歴のない患者であっても本症を起こしている可能性がある．また，精神科に通院していたとしても，患者にとっても初めて訪れた眼科で精神科を通院していることを伝えるのは心理的なハードルが高く，あえて記入していない場合も少なくない．同様に，併用薬を問診したときにも，言いづらさからか向精神薬・睡眠導入剤・精神安定剤等は答えないこともあるため，眼瞼けいれんやそれを疑うような眼不快感の強い症例の診察の際には改めて確認する必要がある．

当院にて2012年の1年間に治療を受けた眼瞼けいれんの1,115例のうち，359例(32.2%)で向精神薬の処方を受けていた[4]．実際に処方されていた薬剤を調査したところ，最も多かったのがチエノジアゼピン系のエチゾラム，2番目は非ベンゾジアゼピン系のゾルピデム，3番目はベンゾジアゼピン系であるブロチゾラムであり，いずれも睡眠薬・抗不安薬としてしばしばみかける薬剤であった．

眼瞼けいれん発症のきっかけには強いストレスが関与するともいわれているため，先に眼瞼けいれんが発症していて，その後に睡眠障害をきたしてベンゾジアゼピン系薬剤を内服していたケースの存在も考えられる．また，眼瞼けいれんの症状を精神的なものと考えて，眼科よりも先にメンタルクリニック等を受診していることもあり，その場合はしばしば抗不安薬としてベンゾジアゼピン系薬剤が処方されている．

このように，内服よりも先に眼瞼けいれんが発症することもあるため，眼瞼けいれん症例でこれらの薬を内服しているものすべてが薬剤性眼瞼けいれんであるとはいいきれないが，ベンゾジアゼピン系またはその類似薬の減量・休薬と眼瞼けいれんの症状改善との関係を示した報告があるように[4)~6)]，多くの症例が薬剤性眼瞼けいれんをきたしているといえる．一般的に使用されているベンゾジアゼピン系薬剤およびその類似薬でGABA受容体に関与するものは薬剤性眼瞼けいれんをきたしうると考えて良い．

3．薬剤性眼瞼けいれんの特徴

眼瞼けいれんは，一般的には瞬目異常や瞬目コントロール不良といった不随意運動のほか，羞明や感覚過敏，精神症状が現れるとされている[7]．薬剤性眼瞼けいれんにおいても本態性眼瞼けいれんと同様の症状があり，羞明や瞬目過多等を多く認める．なかでも薬剤性では感覚過敏が多いことも示唆されており，一見して不随意運動がわかりにくい場合もある[4,8]．他の報告でも不随意運動よりも感覚異常のほうが優勢な症例があると論じているものがある[9]．診察室での視診で不随意運動がわかりにくい症例では，負荷瞬目テストを行うと眼瞼けいれんの発見に役立つ．特に，軽い瞬目をさせたときに歯切れ良く開瞼ができない場合や，1回の瞬目を行うべきときに余計な動きが入って2，3回瞬目してしまう場合，速い瞬目を連続でさせたときに徐々に瞬きができなくなる場合等が見受けられる．

感覚過敏の強い症例では，羞明・異物感・痛み・うっとうしい・重いといった症状が多い．羞明の特徴としては，テレビやパソコン・スマートフォン等の端末が眩しくて見ていられない，曇り空の日もまぶしく感じる，室内でもカーテンを閉め切っている等，比較的強いものが多く，光刺激

表 2. 薬剤性眼瞼けいれんでよくまぶしいといわれるもの

眼瞼けいれんによる羞明の具体例を示した．夏の日ざし等，明らかにまぶしいものよりも，室内光や端末等のまぶしさが目立つ．

・テレビ，パソコン，タブレット等
・曇り空
・カーテンから差し込む光
・LED ライト(昼光色)

が強い環境では特に目を開けていられないという症状が強く起こる(表 2)．白内障のように軽度の羞明を自覚する疾患を鑑別するために「何をまぶしく感じるか」について問診すると良い．

4．薬剤性眼瞼けいれんの治療

薬剤性眼瞼けいれんも，本態性眼瞼けいれんと同様にボツリヌス毒素療法が第一選択となり，その有効性も両者に差はないとされている[10]．

ボツリヌス毒素療法は単に開瞼しやすくするのみならず，羞明や感覚過敏にも効果が出る場合も少なくない．そのため，前述したような開瞼困難が軽度な症例であっても羞明や感覚過敏に対してもボツリヌス毒素療法を試すことは有用である．

さらに，先ほど述べたように，原因となりうる薬剤の減量・中止により眼瞼けいれんの症状が改善しうる．当院での研究では，薬剤性眼瞼けいれん 186 例のうちベンゾジアゼピン系薬剤またはその類似薬の中止を試みたところ，132 例で原因薬の中止に成功し，そのうち 93 例で症状が改善した．しかし，186 例中 54 例は原因薬の中止ができなかった．また，薬を中止したにもかかわらず眼瞼けいれんの症状が改善しなかったものが 39 例存在した[4]．

このように，薬剤性眼瞼けいれんのうち薬剤が中止できた症例では，症状が改善しなかった例よりも改善した例のほうが多かったといえる．しかしながらすべての症例において減薬や薬剤中止が最良の選択とはなり得ない．

5．薬剤調整について

ベンゾジアゼピン系薬剤が症状の原因である可能性があることは本人に伝える必要があるが，それを知ると，急激な自己中断をしてしまう例もあり，離脱症状や反跳現象が起こる場合もある．患者本人に説明するときに，急に薬をやめてはいけないことを同時に伝える必要がある．また，現実的には薬剤の減量や中止自体が，処方医の許可が下りない場合も少なくないため，慎重な対応が求められる．

薬剤減量が許可されない背景にはさまざまな要因がある．まず，眼瞼けいれん自体が「精神症状」と捉えられて薬剤を処方されている場合がある．この場合には眼科の立場から局所ジストニアを起こしていることを情報提供する必要がある．また，実際に原因となりうる薬剤が投与されていてもそれが原因薬剤であると断定はできないことや，精神疾患が重篤で減薬自体が困難と判断される場合もある．この場合は処方医との丁寧なやり取りと，患者本人には眼科的な治療を行うことを伝え，継続的にかかわっている．

このように薬剤調整には時間がかかるため，筆者はボツリヌス毒素療法や遮光眼鏡(クラッチ眼鏡)，漢方薬処方(抑肝散加陳皮半夏等)は治療初期から開始するようにし，薬剤調整と並行して進めるようにしている．抑肝散加陳皮半夏は鎮静効果もあるため，服用により眠れるようになり，結果的に睡眠薬が不要となるケースもある．また，近年使用されているメラトニン受容体作動薬やオレキシン受容体拮抗薬は GABA 系に関与しないことから，眼瞼けいれんを引き起こさないとされ，これらの薬剤を処方することで薬剤調整がスムースになることも多い．

ところで，ベンゾジアゼピン系薬剤を内服している患者のなかには，内服すると眼症状が改善するために薬を手放せない人もいる．GABA 系アゴニストとして働くベンゾジアゼピン系薬剤やその類似薬は，「皮質-線条体-視床-皮質回路」の活性化を抑制することで眼瞼けいれんの症状を抑える．しかし，これが長期にわたると，受容体の down regulation を生じ，受容体とアゴニストの親和性が低下，受容体そのものが減少し，「皮質-線条体-視床-皮質回路」が再度賦活化されてしまい，眼瞼けいれんが生じてしまうとされる[10]．

6．薬剤性眼瞼けいれんのメンタルケア

眼瞼けいれんは，瞬目異常以外に感覚過敏，精神症状があるとされる．眼瞼けいれん自体がストレスの影響を受けるだけでなく，その症状としても抑うつ・焦燥・不安といった精神症状が現れる．特に薬剤性眼瞼けいれんでは，もともと向精神薬を内服していたこともあり，精神症状があるうえに眼瞼けいれんを併発しているため，本態性眼瞼けいれんで重要とされる心理サポートは薬剤性眼瞼けいれんではより一層必要とされるといっても過言ではない．

とはいえ，限られた外来のなかでカウンセリングを行うのは困難であるため，筆者は患者会「眼瞼・顔面けいれん友の会」の紹介や，NPO「目と心の相談室」への案内も必要に応じて行っている．

また，目が開かないことが辛い理由を周囲の人も理解することが重要で，当院ではDVDを貸し出して家族に見ていただく等，対策をしてきた．患者本人が1人で苦しまない，孤立しないことは大切である．

症候性眼瞼けいれん

1．神経変性疾患による眼瞼けいれん

症候性眼瞼けいれんの原因疾患としては，大脳基底核を中心とした変性疾患が挙げられる．日常診療ではパーキンソン病による眼瞼けいれんが多く，そのほかにも進行性核上性麻痺，多系統萎縮症，脊髄小脳変性症によるものがある．

パーキンソン病はドパミンの産生が減少して引き起こされるとされる．中脳の黒質神経細胞の脱落によりドパミンが減少し，線条体からの放出が減少する．しかしながら，発症の原因は未だ不明とされている．パーキンソン病の4大症状は，①安静時振戦，②筋強剛，③無動・寡動，④姿勢反射障害がある．

進行性核上性麻痺は頻度は低いが，眼瞼けいれんを続発するとされる．眼瞼けいれんの他，眼科的には下方注視麻痺をきたす疾患として重要である．中脳と大脳基底核の萎縮による疾患とされ，パーキンソン症状で発症するが安静時振戦は稀とされている．

多系統萎縮症(multiple system atrophy：MSA)は，以前は運動失調を主体とする脊髄小脳変性症，パーキンソニズムが出現する線条体黒質変性症，小脳失調が出現するオリーブ橋小脳変性症，自律神経症状が出現するShy-Drager症候群と，さまざまな疾患があったが，2003年にMSAとして統一された．

変性疾患による眼瞼けいれんでは，通常原疾患を治療するために脳神経内科の管理を受けている．それでもなかには，小刻み歩行や振戦等の全身症状が出現していても脳神経内科の受診をしていないケースもあるため，眼瞼けいれんで受診した患者を観察したときに歩行障害や振戦，姿勢保持困難等を疑った際には，変性疾患の可能性があることを説明して脳神経内科の受診を促すこともある．改めて，眼瞼けいれんの診断では眼球のみならず眼周囲から四肢・歩行状態と広く観察する意識が求められていることがわかる．

パーキンソン病に伴う眼瞼けいれんへの対応は，まずは原疾患への適切な対応のうえでボツリヌス注射や遮光クラッチ眼鏡等の局所治療を検討している．眼瞼けいれんでは通常瞬目過多となるのが典型的だが，パーキンソン病による眼瞼けいれんでは瞬目自体が減少している場合も多くみられる．ボツリヌス注射も行うが，本態性眼瞼けいれんへの投与以上に慎重に量の調節を行っている．少量で効果のある場合もある一方で，効果が全くみられない場合も散見される．

2．脳血管障害による眼瞼けいれん

眼瞼けいれんの発症に関与するとされる「皮質-線条体-視床-皮質回路」が脳血管障害によりダメージを受けると，眼瞼けいれんが発症しうる．そのなかでも，視床[11]と線条体[12]の梗塞による眼瞼けいれんの報告がある．

まとめ

眼瞼けいれんには，本態性眼瞼けいれん以外にも薬剤性や症候性眼瞼けいれんといった二次性のものがあり，特に薬剤性眼瞼けいれんは頻度も高い．原因薬剤の調整は時に困難であるが，症状改善へ導けることも多い．ボツリヌス毒素療法等の眼科的治療については本態性眼瞼けいれんと同様に行うことが可能である．

文　献

1）日本神経学会「ジストニア診療ガイドライン」作成委員会：ジストニア診療ガイドライン 2018．南江堂，東京，2018．

2）Suzuki Y, Kiyosawa M, Wakakura M, et al：Glucose hypermetabolism in the thalamus of patients with essential blepharospasm. J Neurol, **254**：890-896, 2007.

Summary　本態性眼瞼けいれんにおける，大脳の糖代謝を調べた論文である．眼瞼けいれんでは正常例と比較して視床の活動が亢進している．

3）Loonen AJ, Ivanova SA：New insight into the mechanism of drug-induced dyskinesia. CNS Spectr, **18**：15-20, 2013.

4）Wakakura M, Yamagami A, Iwasa M：Blepharospasm in Japan：A clinical observational study from a large referral hospital in Tokyo. Neuroophthalmol, **42**：275-283, 2018.

Summary　眼瞼けいれんの臨床像についてまとめた論文．局所ジストニアの不随意運動以外にも感覚過敏型の存在や，ベンゾジアゼピン系薬剤内服が疾患背景にあることに触れている．

5）Emoto Y, Emoto H, Oishi E, et al：Twelve cases of drug-induced blepharospasm improved with 2 months of psychotropic cessation. Drug Health Patient Saf, **3**：9-14, 2011.

6）Wakakura M, Tubouchi T, Inoue J：Etizolam and benzodiazepines induced blepharospasm. J Neurol Neurosurg Psychiatry, **75**：506-507, 2004.

7）Defazio G, Hallett M, Jinnah HA, et al：Blepharospasm 40 years later. Moc Disord, **32**：967-968, 2004.

8）若倉雅登，山上明子，岩佐真弓：眼球使用困難症候群としての眼瞼痙攣．神経眼科, **34**：421-428, 2017.

9）Yang J, Luo C, Song W, et al：Altered regional spontaneous neuronal activity in blepharospasm：a resting state fMRI study. J Neurol, **260**：2754-2760, 2013.

10）Suzuki Y, Kiyosawa M, Wakakura M, et al：Glucose hypermetabolism in the thalamus of patients with drug-induced blepharospasm. Neuroscience, **263**：240-249, 2014.

11）Miranda M, Millar A：Blepharospasm associated with bilateral infarcts confined to the thalamus：case report. Mov Disord, **13**：616-617, 1998.

12）Grandas F, Lopez-Manzanared L, Traba A：Transient blepharospasm secondary to unilateral striatal infarction. Mov Disord, **19**：1100-1102, 2004.

ここからスタート！眼形成手術の基本手技

編集　鹿嶋友敬
今川幸宏
田邉美香

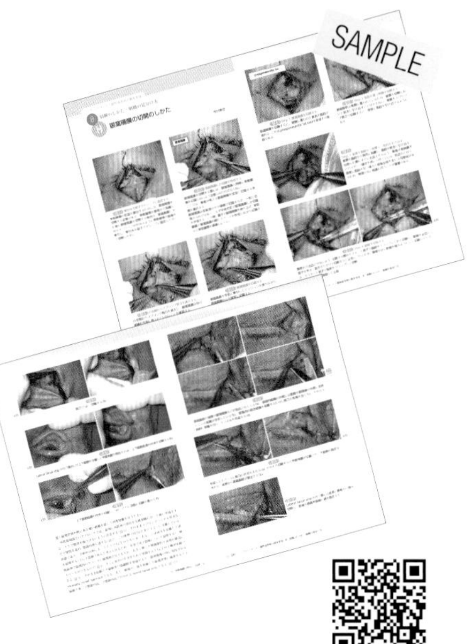

眼形成手術に必要な器具の使い方、症例に応じた手術デザインをはじめ、麻酔、消毒、ドレーピングを含めた術中手技の実際を、多数の写真やシェーマを用いて気鋭のエキスパートが解説！
これから眼形成手術を学んでいきたい眼科、形成外科、美容外科の先生方にぜひ手に取っていただきたい１冊です。

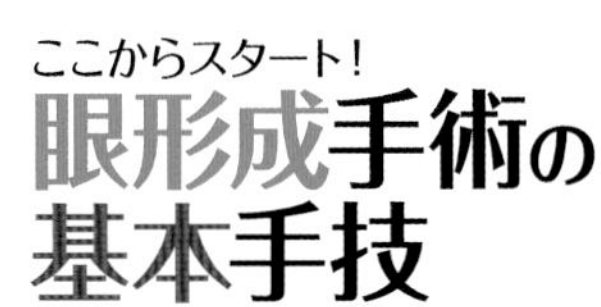

B5判　オールカラー　184頁
定価8,250円(本体7,500円＋税)
2018年1月発行

CONTENTS

1　眼瞼を知る
A．眼瞼の解剖／B．（上眼瞼）眼瞼ごとの違い
2　器具の選び方
A．眼瞼手術　器械一覧／B．挟瞼器の使い方／C．バイポーラの選び方
3　眼瞼の手術デザイン
A．上眼瞼
皮膚弛緩／多重瞼　など
B．下眼瞼
下眼瞼・内反症のデザイン：先天性睫毛内反症　など
C．デザイン時の注意点
4　麻酔をマスターする
A．麻酔薬の種類と手術に応じた選択／B．局所麻酔投与位置／C．注入の仕方　など
5　消毒のしかた
6　ドレーピング
眼瞼手術における覆布の選び方　など
7　切開のコツ
メスの選び方と使い分け　など
8　剥離のしかた・組織の見分け方
眼輪筋と眼窩隔膜の剥離／上眼瞼挙筋腱膜の切開のしかた／挙筋腱膜とミュラー筋の剥離のしかた／眼窩隔膜の切開のしかた　など
9　止血を極める
出血点見極めのコツ　など
10　縫　合
縫合糸の種類　など
11　周術期管理
術後クーリングと圧迫は必要か？／手術終了時のドレッシングについて　など

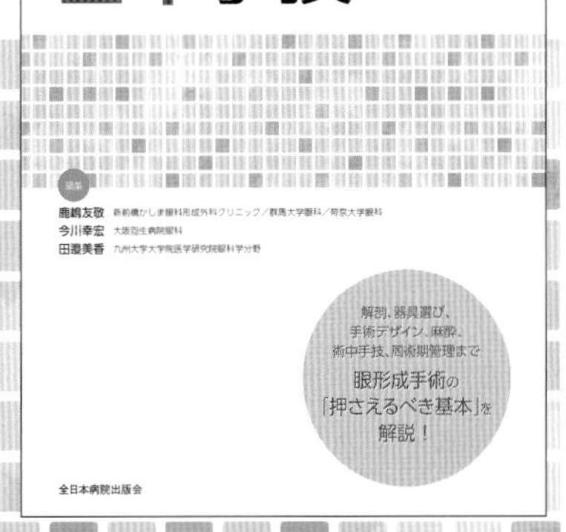

全日本病院出版会　〒113-0033 東京都文京区本郷3-16-4　Tel:03-5689-5989
www.zenniti.com　Fax:03-5689-8030

MB OCULI. No. 109：40－48, 2022

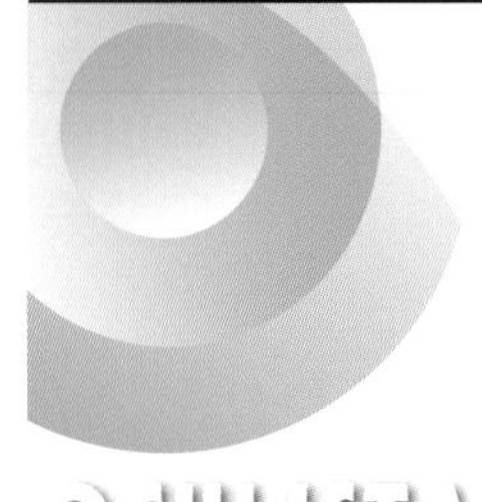

特集／放っておけない眼瞼けいれん―診断と治療のコツ―

ボツリヌス毒素療法の副作用

根本裕次*

Key Words： 眼瞼けいれん(blepharospasm)，顔面けいれん(hemifacial spasm)，ボツリヌス毒素療法(botulinum toxin therapy)，副作用(side effect)，眼瞼解剖(eyelid anatomy)

Abstract：ボツリヌス毒素は筋弛緩作用がある毒薬を標的筋に注入する経過中でさまざまな副作用が生じる．ショックやアナフィラキシー等の重大な副作用が0.01%に，角膜露出による眼障害が0.34%に生じている．その他には，過剰な筋弛緩作用，眼障害，注射部位の障害等が挙げられ，眼瞼下垂は0.5～2%未満，複視等，外眼筋障害は0.5%未満である．全身性のものを除けば，概ね一過性で予後は悪くない．しかし，副作用を生じやすい症例(高用量，高齢者，顔面神経の麻痺既往や切断術後，眼輪筋切除術後，加齢性や併発症性変化等)の検出，事前の説明，眼瞼の層構造等の立体解剖学的知識をもとにした安全な投与方法，発症したときの類似疾患(併発症性眼瞼下垂，脳梗塞)の鑑別等を確実に行う必要がある．

はじめに

ボツリヌス毒素は筋弛緩作用がある毒薬を標的筋に注入するが，その経過中でさまざまな副作用(合併症)が生じる．本特集は眼瞼けいれんを対象としているが，眼科医の対象疾患は眼瞼けいれんのほか，顔面けいれん，斜視等もあり，副作用の報告も複数の疾患が混在しているので，本稿では，他の疾患にも一部言及する．

基本的事項

1．眼瞼・眼窩の層構造

ボツリヌス毒素療法の副作用を理解するには，関連する構造を立体的に認識することが重要である．

図1は正面からみた眼瞼を層構造ごとに示した図である．皮膚深部には豊富な真皮毛細血管網があり，その直後に眼輪筋(閉瞼作用)が存在する(図1-a)．眼輪筋を除去すると，その後層に前頭筋(眉毛挙上作用)，さらにその後層に皺眉筋(眉間に皺をよせる作用)，鼻根筋(鼻根部に皺をつくる作用)等の上部表情筋がある．また眼輪筋の後下方には，鼻翼口唇挙上筋(上口唇中央挙上作用)や頬骨筋群(口角挙上作用)等の下部表情筋がある．これら表情筋の後層を顔面神経枝が走行する[1](図1-b)．表情筋や顔面神経を除去すると，眼窩隔膜が眼窩口を覆っている．眼窩隔膜は，ボツリヌス毒素が眼窩内に流入するのを防止する障壁として機能する．その後方には眼窩脂肪，眼瞼挙筋腱膜が存在する．眼瞼挙筋腱膜は上眼瞼中央2/3を下方に走行し，眼瞼動脈弓はその後層にある(図1-c)．眼瞼の構造をすべて除去すると，眼球や外眼筋が露出する．そのうちで，下斜筋は，眼窩骨下鼻縁から起始し，外眼筋のなかで最も浅い部位を走行し，その直上を下直筋が走行している．外眼筋や眼瞼挙筋との間には眼窩脂肪が介在するだけである(図1-d)．

眼輪筋，皺眉筋，鼻根筋は，毒素注入の標的筋となることが多い．眼輪筋は，皮膚(特に出血しや

* Yuji NEMOTO，〒113-8603　東京都文京区千駄木1-1-5　日本医科大学眼科，非常勤講師

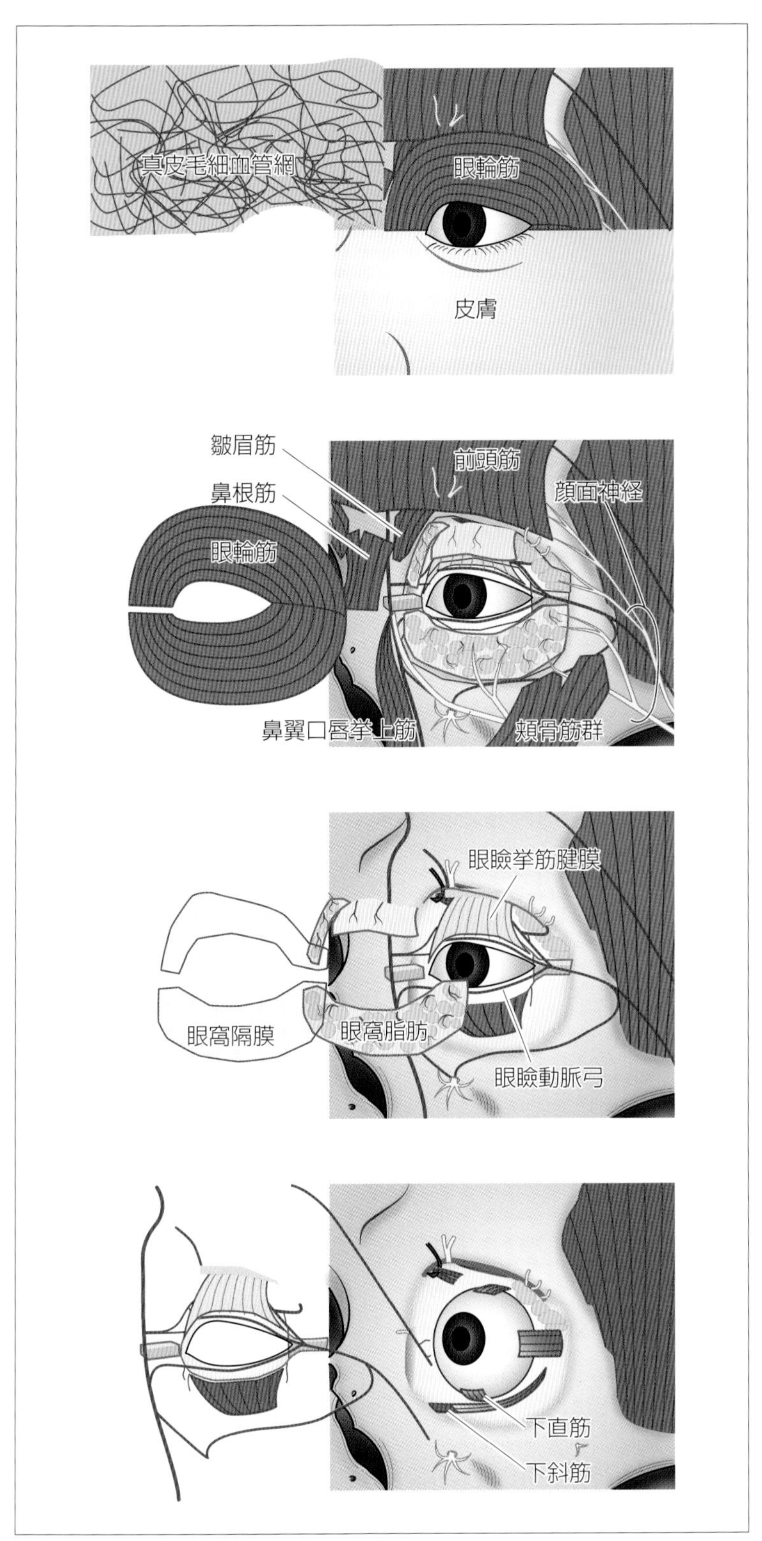

a
b
c
d

図 1. 眼瞼・眼窩の層構造
説明は本文参照

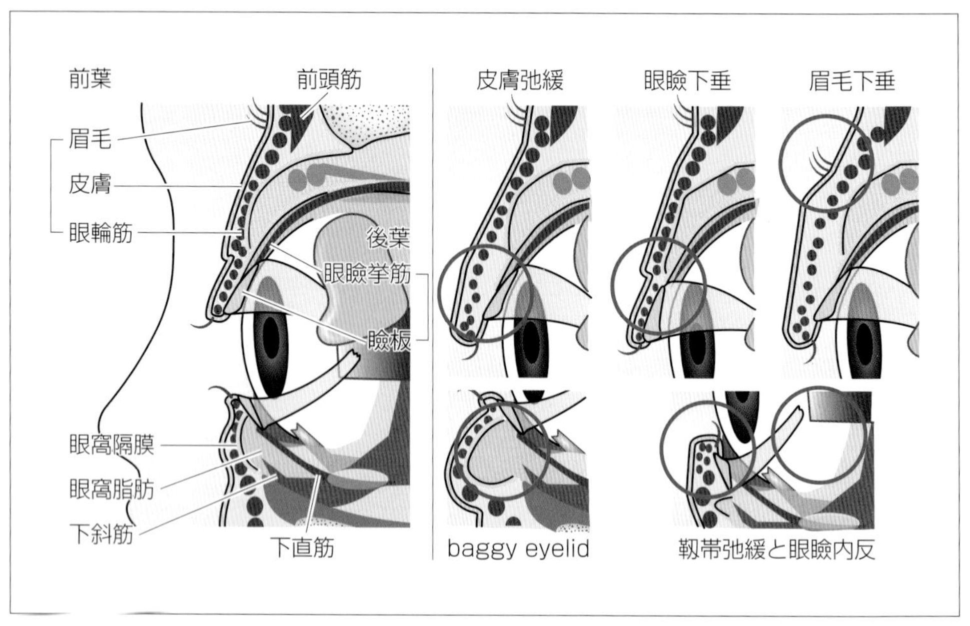

図 2. 加齢と併発症による変化 a|b

a：正常眼瞼・眼窩の矢状断図．眼瞼は皮膚・眼輪筋等の前葉，眼瞼挙筋・瞼板等の後葉から構成される．これらを隔てるものは眼窩隔膜，その後層は眼窩脂肪であり，そのなかを外眼筋が走行している．各層は完全な平面ではなく，眼球や眼窩脂肪の存在によって，前方に凸となっている．

b：加齢・眼瞼けいれんの併発症による変化．丸印は変化部を示す．上眼瞼では，皮膚弛緩（前葉の下垂），眼瞼下垂（後葉の下垂），眉毛下垂等がある．下眼瞼では，眼窩脂肪の膨隆（baggy eyelid），外眼角靱帯弛緩および眼瞼内反等がある．

すい真皮毛細血管網）と眼窩隔膜（眼窩内流入防止の障壁）とに挟まれている．皺眉筋，鼻根筋の直後は骨である．これらの位置関係は，毒素注入の際に非常に重要である．

2．加齢と併発症による変化

図 2 に眼瞼・眼窩の矢状断図と変化を示す．

皮膚や組織は加齢とともに弛緩・下垂し，眼窩脂肪が膨隆する．さらに，眼瞼けいれんでは不随意閉瞼運動と開瞼努力が拮抗し，組織弛緩が促進され，上眼瞼では，皮膚弛緩，眼瞼下垂および眉毛下垂等，下眼瞼では，外眼角靱帯弛緩および眼瞼内反等の併発症を生じる[2]．

副作用の種類と頻度

表 1 に，ボトックス注用添付文書（2021 年 4 月改訂版）の一部を示す[3]．ショックやアナフィラキシー等の重大な副作用が 0.01％に，角膜露出による眼障害が 0.34％に生じている．その他には，過剰な筋弛緩作用，眼障害，注射部位の障害等が挙げられ，眼瞼下垂は 0.5〜2％未満，複視等，外眼筋障害は 0.5％未満とされている．

しかし，発売後早期には，副作用の頻度は，眼瞼下垂が 23％[4]や 12％[5]，複視 1.7％[6]等と報告されている．実際の副作用の頻度は表 1 より高い可能性があることに留意すべきである．

副作用の病態生理，予防法および対処法

眼瞼けいれん治療の標的筋（主に眼輪筋，皺眉筋，鼻根筋等）に対する過剰な筋弛緩作用，標的筋以外（眼瞼挙筋，外眼筋，下部表情筋等）の筋弛緩作用および注射手技に関するものに分類される．以下，それらの病態生理，予防法および対処法を述べる．

1．標的筋に対する過剰な筋弛緩作用

涙小管近傍の眼輪筋麻痺による導涙障害に伴う流涙，兎眼，閉瞼不全およびそれらに続発する眼の乾燥や角結膜障害等がある．それらが発生する要因としては，毒素の用量と投与部位，閉瞼筋力（図 3）がある．毒素の用量が多くなれば閉瞼筋力

表 1. 副作用の種類と頻度

11.1 重大な副作用

1 ショック，アナフィラキシー，血清病(0.01%) 2 眼障害(0.34%)

11.2 その他の副作用

	0.5〜2%未満	0.5%未満	頻度不明
過剰な筋弛緩作用	兎眼，閉瞼不全，局所性筋力低下(頸部筋脱力，口角下垂等)，眼瞼下垂，顔面麻痺	眼瞼内反，筋力低下	眼瞼外反
眼	流涙	眼の乾燥感，複視，角膜びらん，霧視(感)，角膜炎，結膜炎，眼痛，視力低下，眼脂，羞明，斜視，眼運動障害，眼の刺激	眼球後出血，眼の貫通性外傷，Adie 瞳孔，硝子体出血
注射部位		出血斑，腫脹，疼痛，ひきつり感，熱感，不快感，感染，過敏反応，近隣筋の疼痛および緊張亢進	

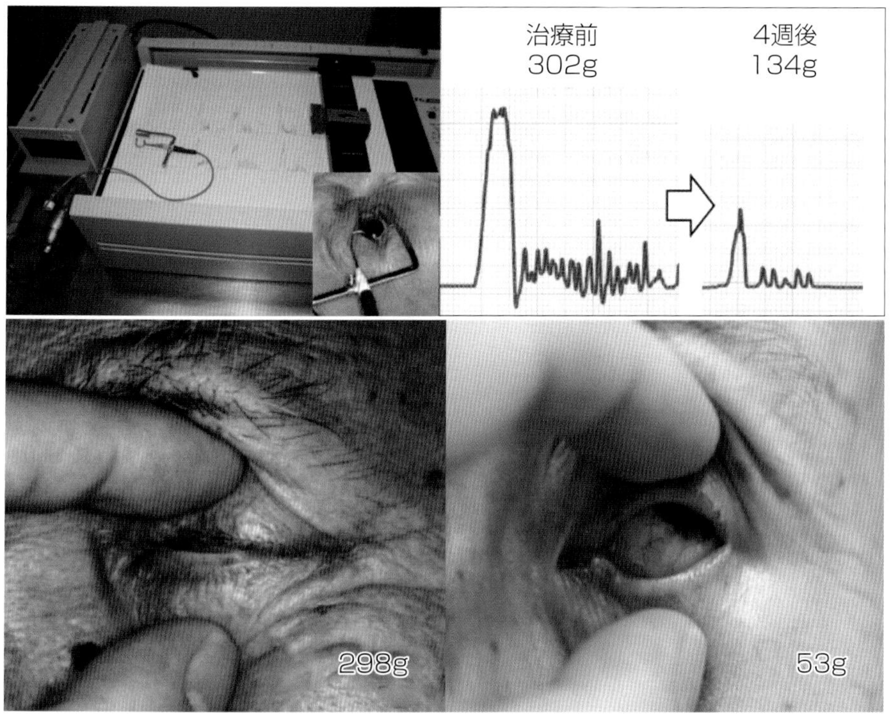

a/b **図 3.** 閉瞼筋力測定

閉瞼筋力測定装置を用いる(a)か，手指で概測(b)する．

a：閉瞼筋力測定装置 EYELID MUSCLE METER®(日本光電社製，現在は市販していない)．開瞼器にひずみセンサーを装着，強閉瞼時および誘発けいれんの筋力を測定，電気信号を LED 表示する他，グラフ化する．毒素治療前後の右眼波形．治療後の筋力は低下する．

b：強閉瞼させた状態で検者の拇指および示指で開瞼が可能かどうかを判定する．筆者の経験では，開瞼できれば約 100 g 以下である．

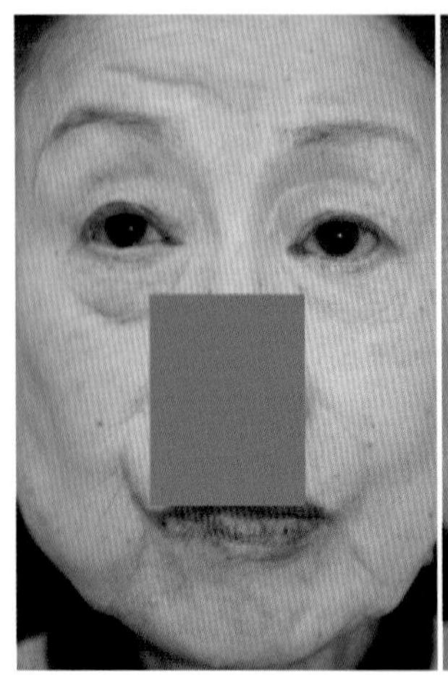

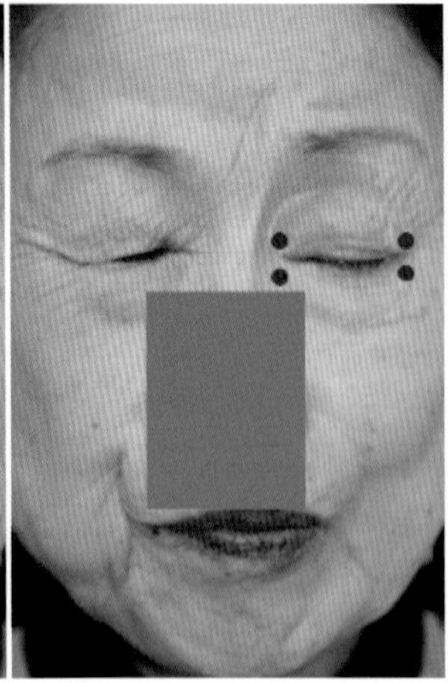

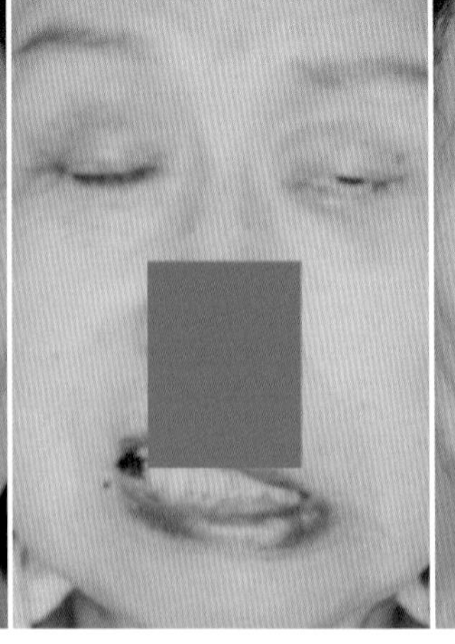

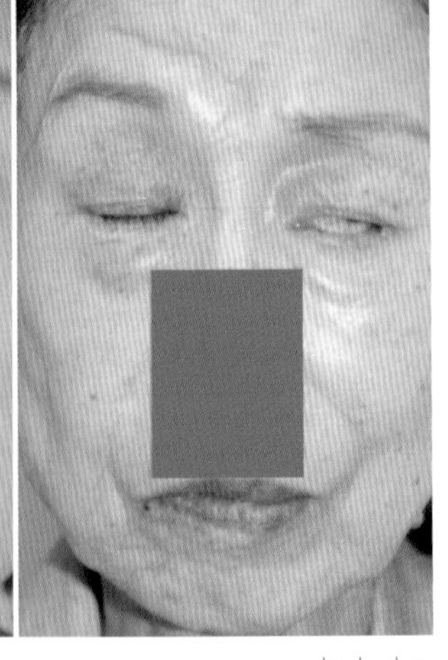

図 4. 毒素投与後兎眼と口角下垂　a|b|c|d

78歳，女性．左顔面けいれんがあり，某大学耳鼻科で左顔面神経切断術を行っていた．毒素を少用量投与にとどめ，角膜保護薬点眼を開始した．兎眼や口角下垂を発生したが角膜障害はなかった．兎眼と閉瞼筋力の低下は，投与8週後には回復した．

a：投与前開瞼時．口角下垂はない．

b：投与前閉瞼時．兎眼はない．閉瞼筋力は右190 gに対して左53 gと弱く(図3-b右)，毒素投与は1.25単位×4か所(赤丸)に留めた．

c：投与2週後の患者自己撮影写真．左兎眼および口角下垂がみられる．

d：投与4週後閉瞼時．口角下垂は改善しているが，兎眼は残存している．閉瞼筋力は右232 gに対して左13 gと低下していた．

は低下する[7]．高齢者，顔面神経の麻痺既往[8]や切断術後，眼輪筋切除術後等で低下する．筆者の経験では，閉瞼筋力は正常人では200〜300 gである．100 g以下では投与後兎眼になりやすく，約30 g以下は兎眼になる(図4)．多くは1〜2か月以内に自然回復する．ドライアイ例では，角結膜障害を生じやすい．

予防法としては，以下のことに注意する．

- 内眼角部の眼輪筋への注射は，涙小管の走行を考え，瞼縁から離して行う．
- 手指による概測でも良いから閉瞼筋力を知る．兎眼を生じる可能性があれば，初回用量を少なめに投与する．反応をみながら次回以後の用量を決定する．
- 閉瞼筋力が弱い例，ドライアイ例では，予防的に角膜保護剤点眼を開始する．

発生時の対処法は，角膜保護剤点眼や眼軟膏点入を行い，軽快を待つ．

2．標的筋以外の筋弛緩作用

毒素が眼瞼挙筋，外眼筋，下部表情筋等に拡散し，眼瞼下垂(図5)，複視，斜視，眼球運動障害(図6)，口角下垂(図4)，顔面麻痺等を生じる．

従来の報告では，眼球運動障害の形としては，非定型的，ついで下斜筋麻痺が多い[6]．また，麻痺回復までの時間から，この副作用は，用量依存性ではない可能性が指摘されている[6]．一方，内斜視治療目的で，眼窩内の内直筋に毒素療法を行った報告[9]では，少用量(<2.5単位)投与にもかかわらず全例に眼瞼下垂，半数に上下斜視を生じている．以上から，毒素が眼窩脂肪内に拡散した場合，少量であっても，眼瞼挙筋や外眼筋麻痺を発症しうると考える．

筆者は，自験例から，標的筋以外の筋に毒素が拡散する機序として，加齢または併発症による眼瞼構造の位置関係の変化に起因する可能性もあると考える．元来，眼瞼の各層は完全な平面ではなく，眼球や眼窩脂肪の存在によって，前方に凸となっている．さらに，皮膚弛緩やbaggy eyelid等

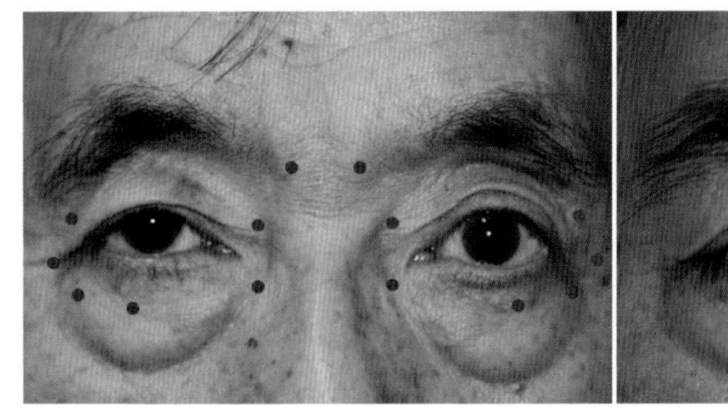

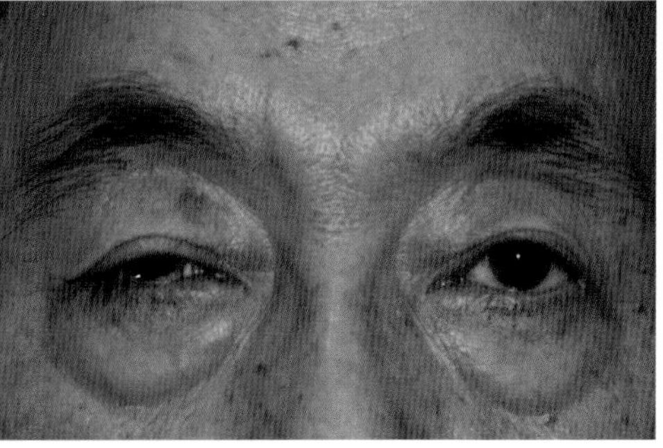

a | b

図 5. 毒素投与後眼瞼下垂

64 歳, 男性. Meige 症候群. 8 年前から毒素療法反復. 投与 2 週後に右眼瞼下垂発症, 投与 4 週後には自然回復した.

a ：投与前開瞼時. 両下 baggy eyelid, 右上眼瞼皮膚弛緩がある. 瞼裂幅右 8 mm, 左 9 mm, 挙筋機能左右とも 10 mm. 毒素投与は, 眼輪筋・皺眉筋に 2.5 単位×14 か所(赤丸).

b ：投与 2 週後, 瞼裂幅右 3 mm, 左 8 mm, 挙筋機能右 3 mm, 左 10 mm.

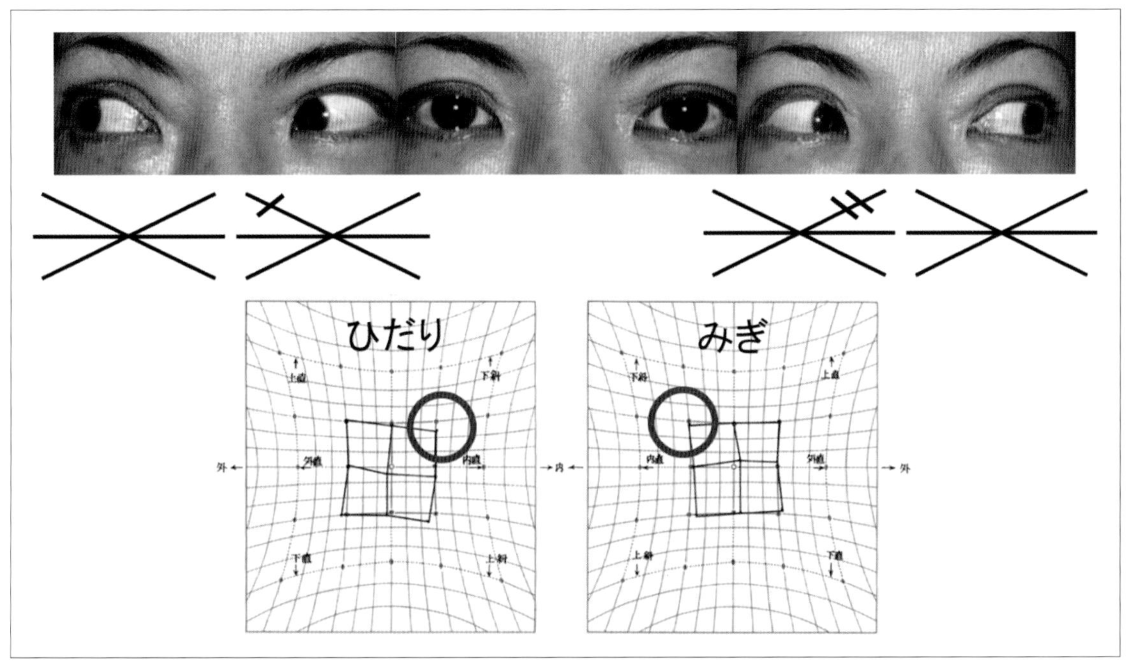

図 6. 毒素投与後両下斜筋麻痺

51 歳, 女性. Meige 症候群. 毒素投与は, 眼輪筋に 2.5 単位×12 か所. 投与 2 週後に複視発症. 側方視で内転眼が下方偏位, HESS で両下斜筋麻痺を認める. 投与 6 週後には自然回復した.

(兵庫医大眼科 木村亜紀子先生のご厚意による)

で眼窩脂肪が前方に突出している場合には, 注射針が眼窩隔膜を穿孔し深部に毒素を注入しやすい(図 7).

このため, 予防法としては, 層構造を考慮した毒素投与法が必要になる(図 8). 標的筋のうち, 眼輪筋は, 皮膚直後最も浅い層にあり, その直後は穿孔したくない眼窩隔膜か, 拡散させたくない下部表情筋の起始部である. したがって, 皮膚の接線方向に注射針を刺入し, 毒素を皮膚と眼輪筋の間に注入し, 皮下に膨疹ができることを確認する(図 8-a, c, d). 一方, 皺眉筋, 鼻根筋等の標的筋は, 眼窩隔膜と離れており, 直後が骨である.

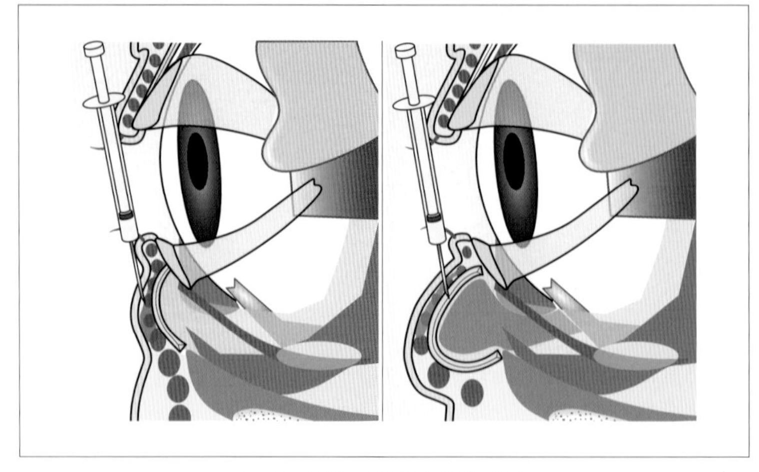

図 7. 眼瞼の変化と毒素投与 a|b

a：正常の場合.

b：Baggy eyelid の場合. 同じ角度で注射針を刺入しても, 眼窩隔膜を穿孔して深部の眼窩脂肪内に毒素を注入しやすい. この場合, 下斜筋や下直筋の麻痺を生じる可能性がある.

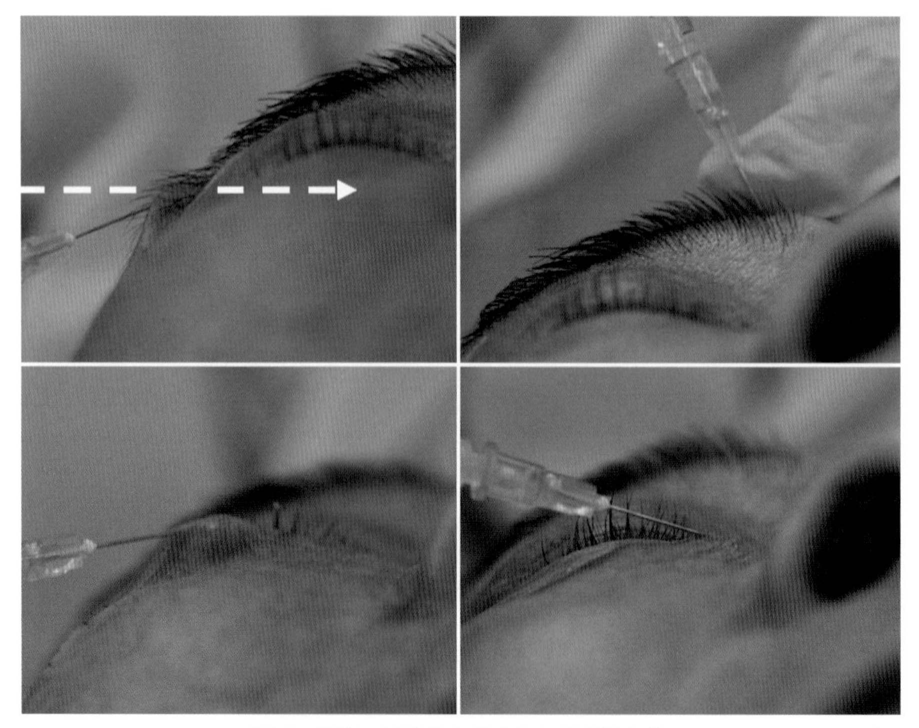

図 8. 眼瞼の層構造を考慮した毒素投与法 a|b c|d

右眼瞼, 下方からみた図である.

a：上眼瞼耳側への注射. 標的筋は最も浅い眼輪筋である. 眼瞼挙筋への拡散を避けるには, 注射針を眼瞼の接線に沿って皮膚を持ち上げるように刺入し, 膨疹を確認しながら注入する. 水平方向(破線矢印)の刺入は, 眼瞼挙筋だけでなく, 眼球の直達損傷を生じる危険性がある.

b：眉頭の注射. 標的筋は最も深い皺眉筋である. 浅い前頭筋への拡散を避けるには, 注射針を骨に当てて注入する.

c：下眼瞼耳側への注射. 標的筋は最も浅い眼輪筋である. 眼窩内や下部表情筋への拡散を避けるには, a と同様に, 皮膚を持ち上げるように刺入し, 膨疹を確認しながら注入する.

d：下眼瞼鼻側への注射. 標的筋は最も浅い眼輪筋である. 下斜筋起始部に近く, 流涙も生じやすい. 瞼縁から離し, a と同様に, 皮膚を持ち上げるように刺入し, 膨疹を確認しながら注入する.

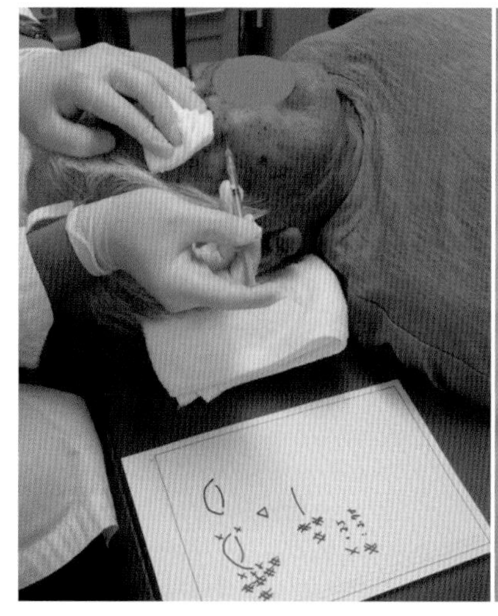
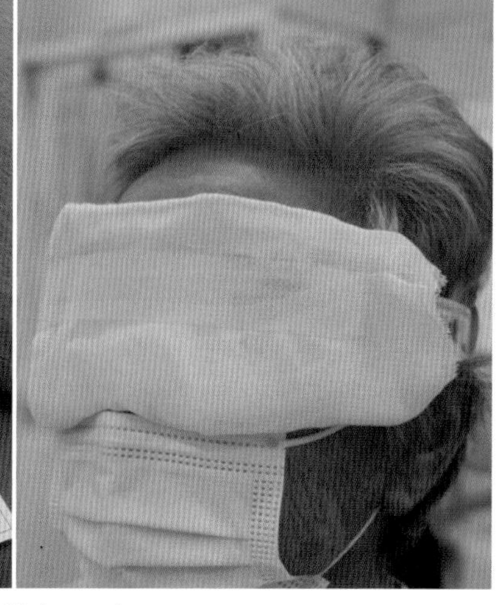

a|b

図 9. 注射時の工夫

a：圧迫止血と左右取り違え防止用注射マップ．筆者は右利きなので，左手のガーゼで圧迫止血をしながら，左から右，上から下の順で注射する．また，注射部位と毒素用量のマップを作成，患者頭部と同じ方向に置き，逐一確認する．

b：保冷剤による冷却．血管収縮や疼痛緩和目的で，注射前に10分間行っている．

皺眉筋の前層は拡散させたくない前頭筋である．したがって，皺眉筋，鼻根筋では皮膚に垂直に刺入し，骨に当たったところで注入する(図8-b)．

標的筋以外の筋弛緩作用は，発生しても1～2か月で自然軽快するため，経過観察で良い．

ただし，他原因の疾患，例えば併発症性眼瞼下垂や，脳血管障害による複視等を確実に除外しておくべきである．併発症性眼瞼下垂は，自然軽快せず手術が必要になる眼瞼下垂である．筋弛緩作用による眼瞼下垂は，挙筋機能が不良，塩酸フェニレフリン点眼試験陰性である点等が，併発症性眼瞼下垂との鑑別点である．また，筆者は左顔面けいれん毒素療法中に複視を生じた症例が反対側の右上斜筋麻痺であったため神経内科に併診し脳幹梗塞と診断された経験がある．治療後に発症したからといって副作用と即断しないことが肝要であると考えられる．

3．注射手技に関するもの

眼球の直達損傷，注射部位の副作用(出血，疼痛)等がある．また，厳密には副作用とは言い難いが，左右の取り違えがありうる．

眼瞼けいれんは局所の安静が保てない．眼球の直達損傷は，特に注射針が眼球に向かう方向の際に生じうる．このため，眼輪筋等，眼球近傍への注射時には，水平方向の刺入を避け，接線方向に刺入する(図8-a)等，十分な配慮が必要である．

眼瞼動脈弓は眼瞼挙筋腱膜の後層にあるため，注射部位の出血は，通常は，真皮毛細血管網からである．筆者の推奨する注射手技は，眼輪筋部では皮膚を接線方向に貫くため，皮膚の通過距離が長く，真皮毛細血管網を損傷しやすい．

左右の取り違えは，顔面けいれん等，左右非対称な注射方法をする際に生じやすい．筆者も35年間で未遂が2,3回あった．患者の頭側に施注者が座り，診察時とは上下逆になるため生じる錯覚によると考えられる．

これらの問題点を解決する方法として，筆者の行っている方法を図9に示す．高齢者や抗凝固薬使用者等では，圧迫止血をしながら注射する．左右取り違え防止用注射マップを作成して注射する．事前に冷却(10分間)を行っている．

また，他の疼痛対策として，リドカインテープの使用[10]やリドカイン・プロピトカイン配合クリーム(エムラ® クリーム)を注射部位に塗布・密封する等の方法も報告されている[11]．リドカイン・プロピトカイン配合クリームは，冷却よりも疼痛抑制効果が強い[11]．

おわりに

ボツリヌス毒素療法の副作用は，全身性のものを除けば，概ね一過性で予後は悪くない．しかし，副作用を生じやすい症例の検出，事前の説明，立体解剖学的知識をもとにした安全な投与方法，発症したときの類似疾患の鑑別等を確実に行う必要がある．

文　献

1）Nemoto Y, Sekino Y, Kaneko H：Facial nerve anatomy in eyelids and periorbit. Jpn J Ophthalmol, **45**：445-452, 2001.

2）Gillum WN, Anderson RL：Blepharospasm surgery：an anatomical approach. Arch Ophthalmol, **99**：1056-1062, 1981.

3）ボトックス注用 50 単位・100 単位・添付文書(gskpro.com)2021 年 4 月改訂．2021.9.10 参照．https://gskpro.com/content/dam/global/hcpportal/ja_JP/products-info/botox/botox.pdf

4）Shore JW, Leone Jr CR, O'Connor PS, et al：Botulinum toxin for the treatment of essential blepharospasm. Ophthalmic Surg, **17**：747-753, 1986.

5）Price J, O'Day J：Efficacy and side effects of botulinum toxin treatment for blepharospasm and hemifacial spasm. Aust N Z J Ophthalmol, **22**：255-260, 1994.

6）Wutthiphan S, Kowal L, O'Day J, et al：Diplopia following subcutaneous injections of botulinum A toxin for facial spasms. J Pediatr Ophthalmol Strabismus, **34**：229-234, 1994.

7）岩重博康，根本裕次，高橋英樹ほか：眼瞼痙攣に対する A 型ボツリヌス毒素の有効用量の検討．日眼会誌，**99**：663-668，1995.

Summary　日本における眼瞼けいれんボツリヌス毒素療法の原点．ボツリヌス毒素は，筋力低下を生じるだけの薬物であることがわかる．

8）木原　剛，根本裕次，金子博行：Marin-Amat 症候群(顔面神経麻痺後異常連合運動)の閉瞼筋力とボツリヌス毒素療法．眼科，**55**：183-189, 2013.

9）山藤里加子，清水有紀子，岡本明子ほか：若年者の後天内斜視に対するボツリヌス毒素療法．眼臨紀，**11**：211-214，2018.

10）渡部暁也，西　起史，西　佳代：A 型ボツリヌス毒素治療に併用したリドカインテープの効果．臨眼，**60**：615-619，2006.

11）妹山美里：眼瞼痙攣に対するボトックス注射継続施行患者の看護 痛みに対する軽減方法の検討．日視機能看会誌，**4**：10-13，2019.

MB OCULI. No. 109：49－55, 2022

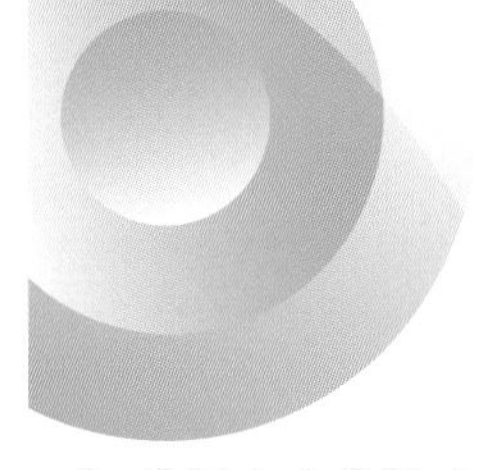

特集／放っておけない眼瞼けいれん―診断と治療のコツ―

眼瞼けいれんに対するリオラン筋無力化併用眼輪筋切除術

高橋靖弘*

Key Words： 眼輪筋切除術(orbicularis oculi myectomy)，リオラン筋(muscle of Riolan)，無力化(disabling)，ボツリヌス毒素 A 注射無効例(patients with benign essential blepharospasm refractory to botulinum toxin-A injection)，睫毛欠損(madarosis)

Abstract：眼輪筋切除術は眼瞼けいれんに対する第一選択手術治療である．眼輪筋は解剖学的に瞼板前部，隔膜前部，眼窩部の 3 部位に分類されるが，眼輪筋切除術においては，瞼板前部と隔膜前部，もしくは 3 部位すべてを切除する．症状が強い場合には皺眉筋と鼻根筋の追加切除や，下眼瞼眼輪筋切除も行う．多くの症例で治療効果が得られるが，複数部位の筋を切除する場合は手術操作が煩雑となり，手術合併症発生のリスクが上昇する．リオラン筋無力化術は下眼瞼眼輪筋，皺眉筋および鼻根筋切除をしなくとも同等の眼瞼けいれん症状改善効果が得られるよう考案された．リオラン筋は睫毛部眼輪筋といわれ，睫毛より眼球側に存在する部分の眼輪筋を指し，一部瞼板内にも存在する．したがって，瞼板およびリオラン筋が透見できる部位である gray line を内外側 2 か所縦切開することで，リオラン筋を無力化させることができる．

緒　言

本態性眼瞼けいれんは眼輪筋，皺眉筋，鼻根筋の間欠的あるいは持続的な過度の収縮により不随意的な閉瞼が生ずる原因不明の疾患である[1]．軽症例ではドライアイ症状や羞明を自覚するのみであるが，進行し重症となると，常時閉瞼状態が持続するため，機能的失明状態になる[1]．したがって，積極的な治療介入が必要となる．

ボツリヌス毒素 A 注射は眼瞼けいれんに対する第一選択治療である．安全性および治療効果が高いが，10～20％の症例において治療無効例が存在すること，治療費が高額なため継続的な注射が困難となる場合があること，治療禁忌例や慎重投与が必要な症例が存在することが欠点として挙げられる．このような症例で，かつ他の非侵襲的治療(内服治療，遮光眼鏡装用，クラッチ眼鏡装用等)の効果に乏しい症例に対しては，手術が必要となる．

眼輪筋切除術は 1981 年に Gillum と Anderson によって報告された術式であり[2]，現在では眼瞼けいれんに対する第一選択手術治療である．眼輪筋は解剖学的に瞼板前部，隔膜前部，眼窩部の 3 部位に分類されるが，眼輪筋切除術においては，瞼板前部と隔膜前部，もしくは 3 部位すべてを切除する．通常，上眼瞼にのみ施行するが，重症例においては下眼瞼にも施行する．また，皺眉筋と鼻根筋を追加切除する場合もある(full protractor myectomy)．多くの症例で治療効果が得られるが，術後に引き続きボツリヌス毒素 A 注射治療が必要となる症例も少なくない．また，複数部位の筋を切除する場合は手術操作が煩雑となる．さらには，手術合併症として，眼瞼浮腫の遷延化，術

* Yasuhiro TAKAHASHI，〒480-1195　長久手市岩作雁又 1-1　愛知医科大学病院眼形成・眼窩・涙道外科，准教授

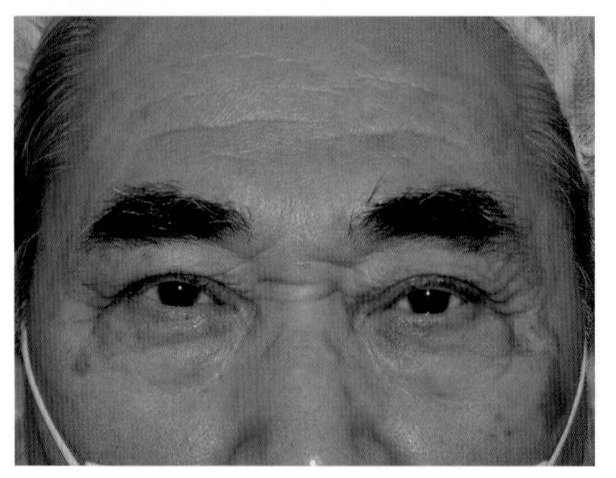

図 1. 術前
他院で眼瞼下垂手術の既往がある.

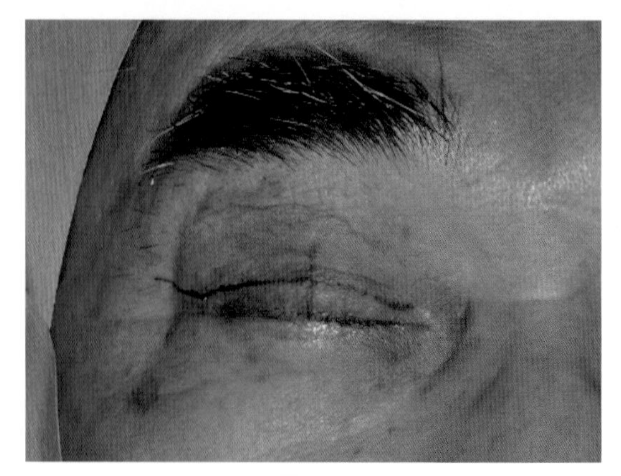

図 2.
重瞼予定部に沿ってマーキングする.

後感染症, 血腫, 皮膚欠損, 眼瞼後退, 眼瞼外反症, 兎眼症, 眉毛欠損, 知覚鈍麻が挙げられるが, 特に下眼瞼の眼輪筋を切除した際にそのリスクは上昇し, かつ重篤となる. したがって, 下眼瞼の眼輪筋切除術を回避し, 上眼瞼の眼輪筋切除術のみで高い治療効果が得られる術式の開発が求められていた.

リオラン筋は睫毛部眼輪筋といわれ, 睫毛より眼球側に存在する部分の眼輪筋を指す. リオラン筋は皮膚側から順に, pars ciliaris, pars fascicularis, および pars subtarsalis の3部位に分類される[3]. リオラン筋は速筋の割合が多いため, 閉瞼に大きく関与しているといわれている[4)5)]. 過去の報告では, ボツリヌス毒素 A 注射治療時にリオラン筋への注射を追加することで, その治療効果を上げることができるとされている[4)5)]. したがって, 眼輪筋切除術時にリオラン筋を無力化することで, その手術効果を向上させられるのではないかという仮説に辿り着いた. しかし, リオラン筋の大部分は瞼板内に存在するため, 完全切除は困難である. また無理に切除することで, 睫毛根を傷害し, 睫毛欠損を引き起こす可能性がある.

リオラン筋は内側から顔面神経表層頬筋枝の, 外側から顔面神経側頭枝と頬骨枝の支配を受ける[6]. したがって, これらを切断することで, より安全かつ確実にリオラン筋を無力化できると考えた.

本稿では, 当科で行っているリオラン筋無力化を併用した上眼瞼眼輪筋切除術を紹介する.

手術方法[7]

手術は局所麻酔下で行うため, 原疾患による過剰な瞬目が繊細な手術操作を阻害する場合があり, 注意を要する. 重瞼予定部に沿って切開線をマーキングする(図 1, 2). 眼瞼けいれん症例においては, 上眼瞼皮膚が弛緩していることが多く, pinch technique を用いて, その皮膚余剰の高さを測定する(図 3). 皮膚弛緩の重症度に応じて, 最大皮膚余剰量の 1/2～3/4 の位置でマーキングする(図 4). 1%エピネフリン添加リドカインを用いて局所麻酔を行う. その際に, 結膜側にも十分に麻酔をする. 皮膚切開の後, 皮膚とその下の眼輪筋を一塊として切除する(図 5). 瞼縁側の眼輪筋下を剝離し, 瞼板を露出する(図 6). 瞼縁側の瞼板前眼輪筋を皮膚から剝離し(図 7), 切除する(図 8). 重症例では, 頭側の眼輪筋も切除する. 眼輪筋を眼窩隔膜から眼窩上縁レベルまで剝離し(図 9), その後眼輪筋を皮膚からも剝離し(図 10), 隔膜前部眼輪筋と一部眼窩部眼輪筋を切除する(図 11). 眼輪筋を皮膚から剝離の際に, 眼輪筋を十分に下方に牽引し, 皮膚と眼輪筋の境界を見極めることで皮膚への穿孔を予防できる.

ここで, 瞼板と gray line を垂直に2か所縦に切開する(図 12～14). Gray line は眼瞼縁にみられる褐色の線で, リオラン筋が透見できる部位を指す[8]. 内側の切開は涙点の 1 mm 外側に(図 13, 14), 外側の切開は外眥付近にそれぞれ置く(図 12, 14). 確実にリオラン筋を無力化させるため

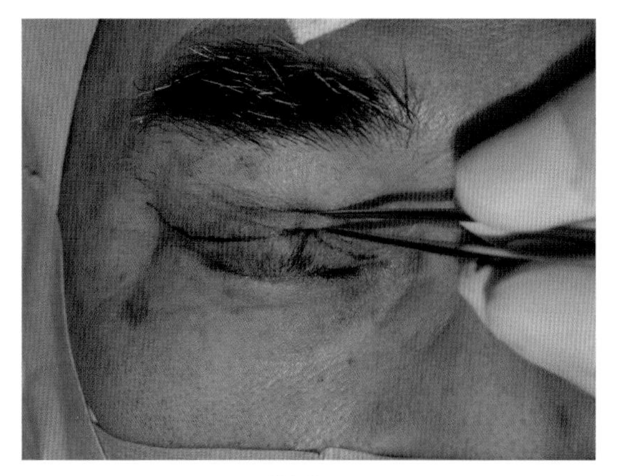

図 3.
Pinch technique で最大皮膚余剰量を測定する.

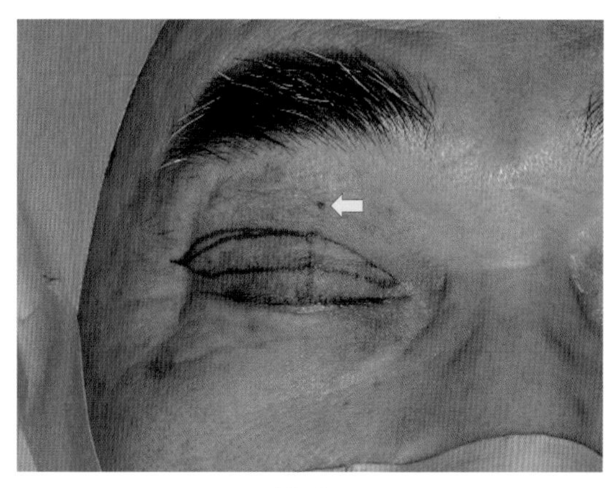

図 4.
最大皮膚余剰量(矢印)の 1/2 の位置でマーキングする.

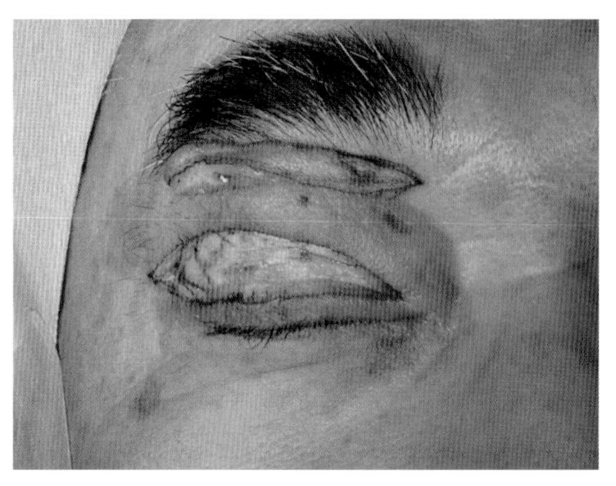

図 5.
マーキングに沿って皮膚を切開し，眼輪筋と一塊にして皮膚を切除する.

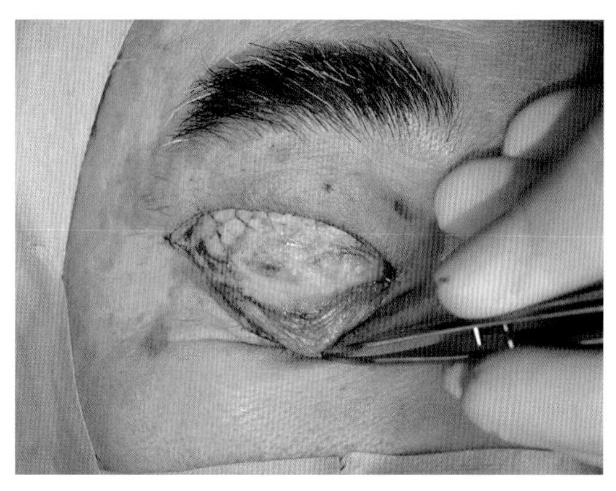

図 6.
瞼縁側に向かって睫毛根がみえる位置まで，眼輪筋を瞼板から剝離する.

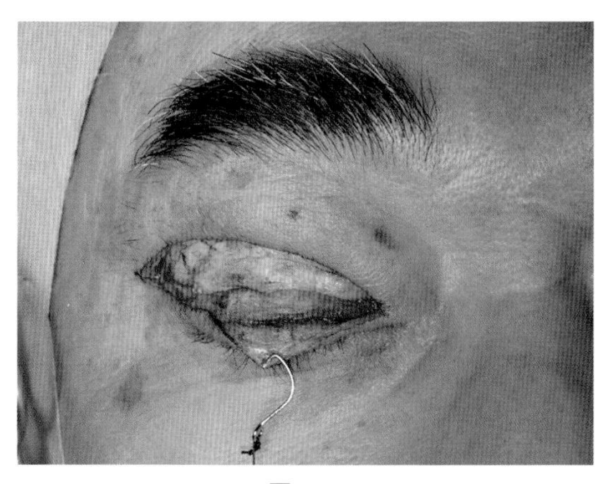

図 7.
瞼縁側に向かって，眼輪筋を皮膚から剝離する.

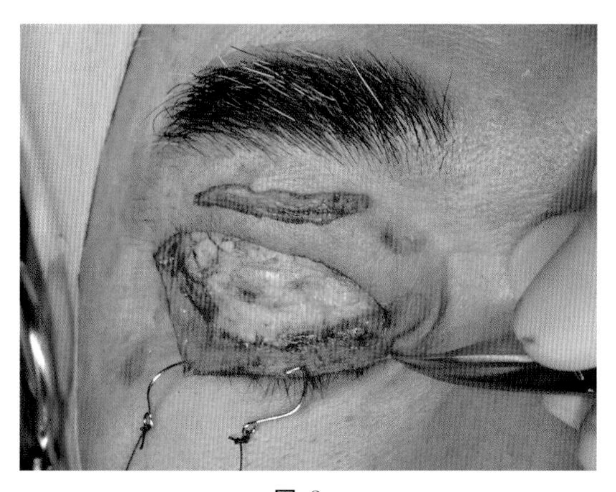

図 8.
剝離した瞼縁側の眼輪筋を切除する.

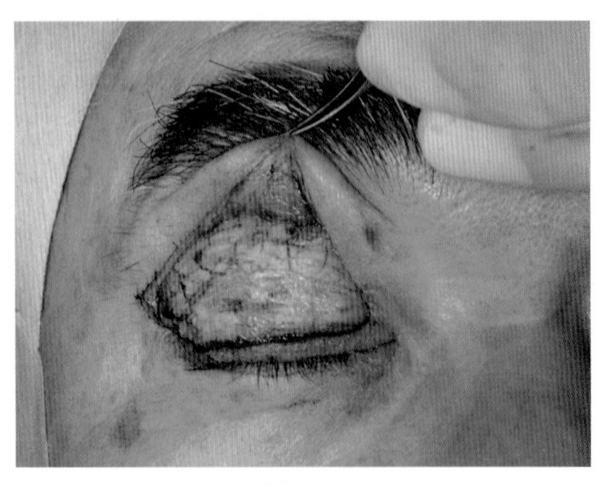

図 9.
頭側の眼輪筋を眼窩隔膜から剝離する.

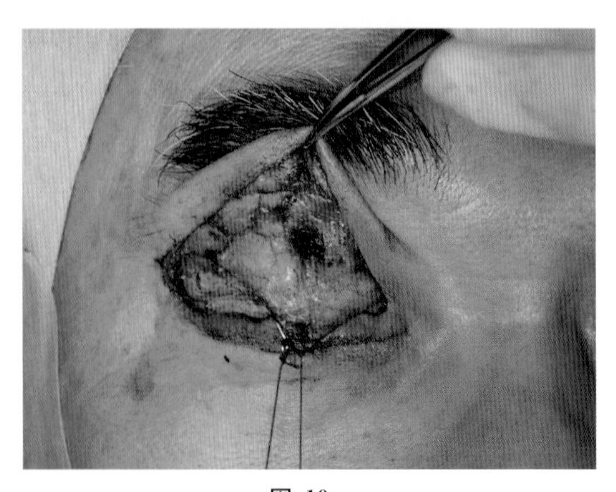

図 10.
頭側の眼輪筋を下方に牽引しながら，皮膚から剝離する.

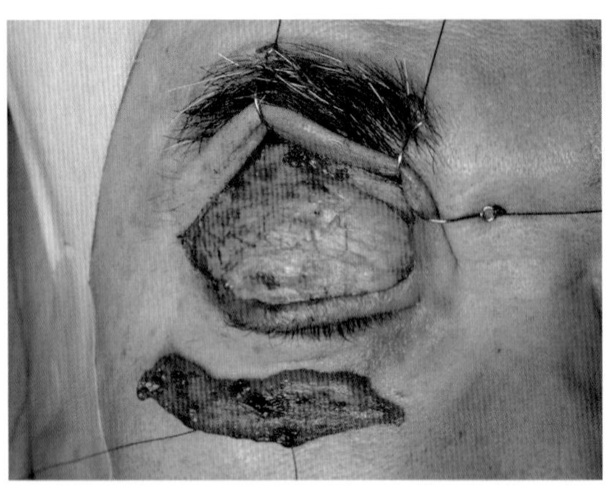

図 11.
剝離した頭側の眼輪筋を切除する.

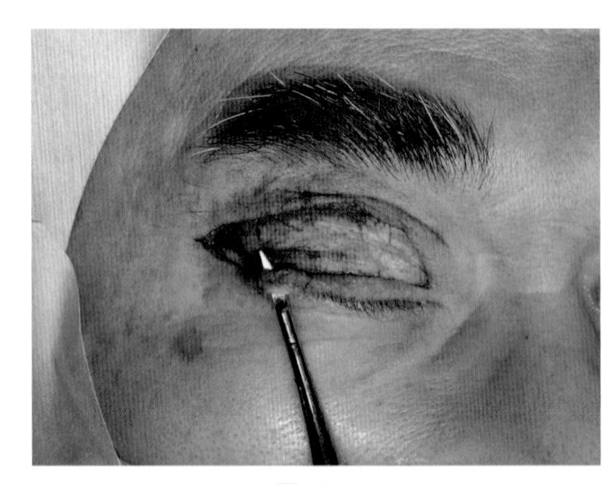

図 12.
外側の瞼板と gray line を切開する.

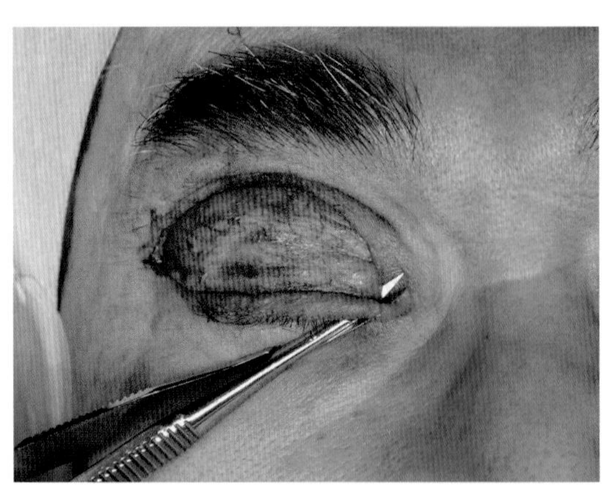

図 13.
内側の瞼板と gray line を切開する.

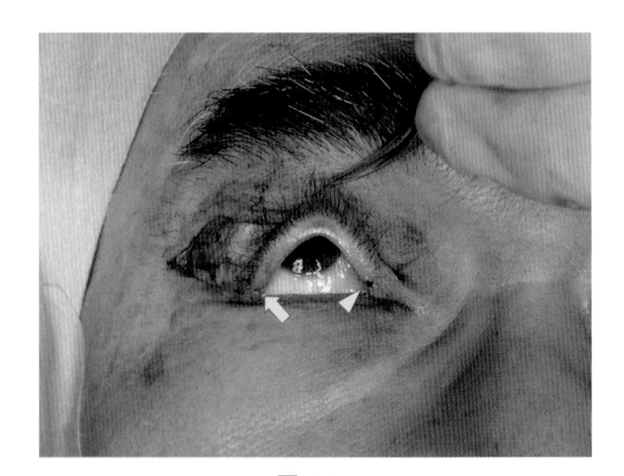

図 14.
内側(矢頭)と外側(矢印)の瞼板と gray line を切開したところ

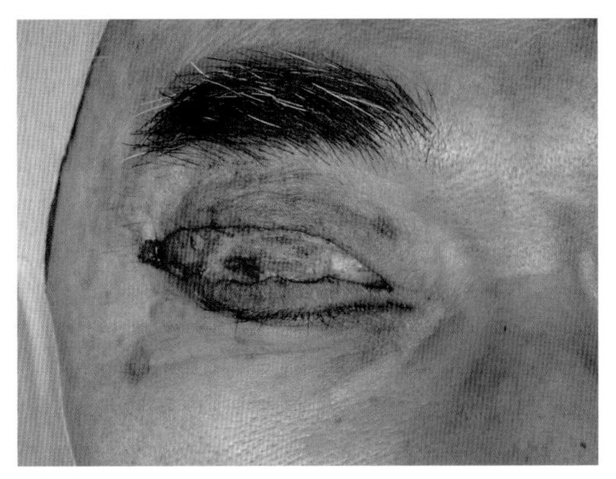

図 15.
U 字縫合で重瞼を作成する.

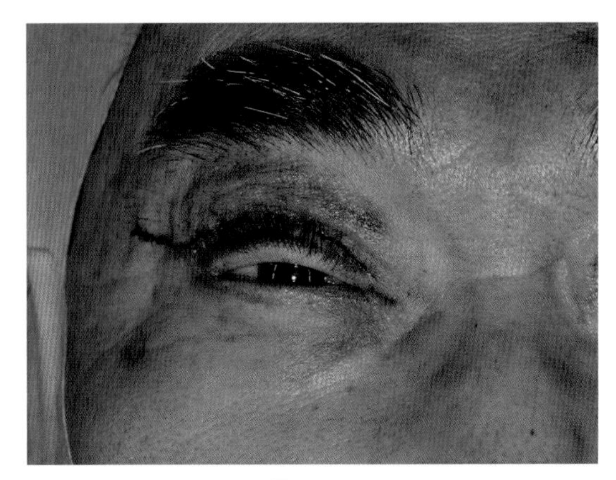

図 16.
閉創し，手術を終了する.

に，切開は睫毛根のレベルを越えるように伸ばす．瞼縁側の皮下組織を切除しているため，重瞼は埋没縫合ではなくU字縫合を用いて作成する(図15)．最後に閉創し手術を終了する(図16)．

手術成績

当科での自験例における手術成績を提示する[7]．対象は25例(47側)，男性9例，女性16例で，患者の平均年齢は64.8歳であった．開瞼失行を3例で併発していた．皮膚切除部の眼輪筋のみを切除した症例(limited myectomy)は13例，眼窩上縁レベルまで眼輪筋を切除した症例(extended myectomy)は12例であった．平均経過観察期間は15.9か月であった．

術後症状改善の評価は，visual analogue scale(VAS)とfunctional disability score(FDS)を用いて行った．VASは現在の苦痛の程度を指し示す視覚的スケールである．FDSは読書，TV視聴，家事，移動，運転，仕事の6項目についての活動性をスコア化したものであり，0(活動制限なし)～4(活動不可能)の5段階で評価する[9]．合計点/24点満点の合計比を算出し，評価に用いる[9]．

症状改善は23例(92%)で認められた．VASおよびFDSの6項目すべてにおいて有意に減少した(表1)．改善が認められた23例中，11例(47.8%)でボツリヌス毒素A注射治療が不要となり，12例(52.2%)で引き続きボツリヌス毒素A注射治療を要したが，うち8例(66.7%)でボツリヌス毒素A注射治療効果が向上した．一方，2例

表 1. 術前後のvisual analogue scale(VAS)とfunctional disability score(FDS)

	術　前	術　後	P値*
VAS	8.4±1.7	4.2±2.4	<0.001
FDS			
読書	3.1±1.0	1.6±1.3	<0.001
TV 視聴	2.9±1.1	1.4±1.3	<0.001
家事	2.6±1.2	1.3±1.1	0.001
移動	3.0±1.0	1.4±1.1	<0.001
運転	3.0±1.2	1.4±1.2	<0.001
仕事	3.2±0.8	1.4±1.1	<0.001
合計比(%)	74.6±22.2	36.5±27.3	<0.001

*Wilcoxon signed-rank test

において後日，皺眉筋と鼻根筋を追加切除した．

合併症は，4例で皮下血腫，4例で角膜上皮障害，4例で一過性の兎眼，2例で前額部の知覚鈍麻を認めた．血腫は術後早期に除去し，角膜上皮障害は点眼・眼軟膏治療で改善が得られた．睫毛欠損を認めた症例はなかった．

術後症状改善までに数か月を要する症例があった．一方，神経の再結合によると考えられる症状の再燃はなかった．

過去の報告との比較

Fruehらは37例に上眼瞼のfull protractor myectomy±眉毛挙上術を施行し，40.5%の症例で改善が得られたと報告した[10]．Batesらは11例にfull protractor myectomy±顔面神経捻除術を施行し，72%の症例で残存する症状が許容できる程度にまでコントロールが得られたと報告し

た[11]．Andersonらは330例に上眼瞼full protractor myectomy±下眼瞼full protractor myectomyを施行し，88％の症例で改善が得られたと報告した[12]．Chapmanらは54例に対しsubtotal protractor myectomy±追加の上下眼瞼手術を施行し，94％の症例で短・長期的に効果があったと報告した[13]．我々はリオラン筋無力化を加えた上眼瞼眼輪筋切除術を用いることで，full protractor myectomyと同等もしくはそれ以上の改善が得られた．

FDSをみると，Georgescuらはfull protractor myectomy後にFDSが63％減少したと報告し[14]，Grivetらは瞼板前部＋隔膜前部眼輪筋切除術後にFDSが41％減少したと報告した[9]．本術式ではFDSの減少率は53.4％であり，過去の報告と遜色ない結果となった．

術後ボツリヌス毒素A注射治療に関しては，Andersonらは38％の症例で[12]，Chapmanらは37％の症例で術後注射が必要であったと報告した[13]．Clarkらは7例28眼瞼に対し上下眼輪筋切除術を施行し，8眼瞼(28.6％)において術後注射が必要であったと報告した[15]．Laiらは，25例に眼輪筋切除術＋残存眼輪筋・皺眉筋・鼻根筋切開術を施行し，ボツリヌス毒素A注射の治療間隔が10.4週から14.6週へと有意に延長し，投与量も44.4単位から28.1単位へと有意に減少したと報告した[16]．本術式においては過去の報告よりやや多い52.2％の症例で引き続きボツリヌス毒素A注射治療を要したが，うち66.7％の症例でボツリヌス毒素A注射治療効果が向上したことから，筋量の減少に伴い，残存筋に対する注射の効果向上が期待できると考えられた．

結　語

本稿では，我々が行っているリオラン筋無力化併用眼輪筋切除術を紹介した．本術式は皺眉筋や鼻根筋を切除しなくとも，full protractor myectomyと同等の術後結果が得られる．また下眼瞼の操作を加えないため，重篤な術後合併症を回避できる．眼瞼けいれん症状がある程度残存しても，術後にボツリヌス毒素A注射の効果向上が期待できる．本術式によって，読者の先生方の眼瞼けいれん治療の一助となり，1人でも多くの患者のQOLおよびQOVが改善すれば幸いである．

本文はいかなる財政上の利害関係も有しない．

図に掲載されている患者から，顔写真掲載の同意を書面で得た．

文　献

1) 三村　治，河原正明，清澤源弘ほか：眼瞼痙攣診療ガイドライン．2011.
https://www.nichigan.or.jp/Portals/0/resources/member/guideline/keiren.pdf
2) Gillum WN, Anderson RL：Blepharospasm surgery：an anatomical approach. Arch Ophthalmol, **99**：1056-1062, 1981.
3) Lipham WJ, Tawfik HA, Dutton JJ：A histologic analysis and three-dimensional reconstruction of the muscle of Riolan. Ophthalmic Plast Reconstr Surg, **18**：93-98, 2002.
4) Inoue K, Rogers JD：Botulinum toxin injection into Riolan's muscle：somatosensory 'trick'. Eur Neurol, **58**：138-141, 2007.
5) Mackie IA：Riolan's muscle：action and indications for botulinum toxin injection. Eye, **14**：347-352, 2000.
6) Nemoto Y, Sekino Y, Kaneko H：Facial nerve anatomy in eyelids and periorbit. Jpn J Ophthalmol, **45**：445-452, 2001.
7) Takahashi Y, Vaidya A, Lee PAL, et al：Disabling muscle of Riolan：a novel concept of orbicularis oculi myectomy for refractory benign essential blepharospasm. Eur J Ophthalmol, **31**：3411-3417, 2021.
8) Wulc AE, Dryden RM, Khatchaturian T：Where is the gray line? Arch Ophthalmol, **105**：1092-1098, 1987.
9) Grivet D, Robert PY, Thuret G, et al：Assessment of blepharospasm surgery using an improved disability scale：study of 138 patients. Ophthalmic Plast Reconstr Surg, **21**：230-234, 2005.
10) Frueh BR, Musch DC, Bersani TA：Effects of eyelid protractor excision for the treatment of

benign essential blepharospasm. Am J Ophthalmol, **113**：681–686, 1992.

11) Bates AK, Halliday BL, Bailey CS, et al：Surgical management of essential blepharospasm. Br J Ophthalmol, **75**：487–490, 1991.

12) Anderson RL, Patel BC, Holds JB, et al：Blepharospasm：past, present, and future. Ophthalmic Plast Reconstr Surg, **14**：305–317, 1998.
Summary 眼瞼けいれんに関する内容がまとめられており，必読の文献．

13) Chapman KL, Bartley GB, Waller RR, et al：Follow-up of patients with essential blepharospasm who underwent eyelid protractor myectomy at the Mayo Clinic from 1980 through 1995. Ophthalmic Plast Reconstr Surg, **15**：106–110, 1999.

14) Georgescu D, Vagefi MR, McMullan TF, et al：Upper eyelid myectomy in blepharospasm with associated apraxia of lid opening. Am J Ophthalmol, **145**：541–547, 2008.

15) Clark J, Randolph J, Sokol JA, et al：Surgical approach to limiting skin contracture following protractor myectomy for essential blepharospasm. Digit J Ophthalmol, **23**：8–12, 2017.

16) Lai HT, Chen AD, Lee SS, et al：Myotomy in situ for essential blepharospasm refractory to botulinum toxin. Ann Plast Surg, **84**：S74–S79, 2020.

MB OCULI. No. 109：57－60, 2022

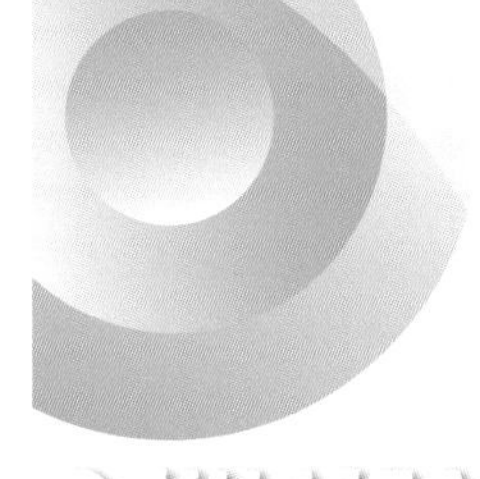

特集／放っておけない眼瞼けいれん―診断と治療のコツ―

眼瞼けいれんに対する補助治療

OCULISTA

山上明子*

Key Words： 遮光レンズ(shading lens)，クラッチ眼鏡(clutch glasses)，感覚トリック(sensory trick)，超極薄テープ(ultra-thin tape)，生活の質(quality of life：QOL)

Abstract：眼瞼けいれんでは，ボツリヌス毒素療法(ボツリヌス治療)を行うと症状が軽減する症例が多いが，消失はしないので補助治療を併用するとQOLを上げることができる．羞明に対しては遮光レンズを使用することで眼瞼けいれんの重症度を改善し，ボツリヌス治療を回避できる可能性もある．また感覚トリックを使用した治療として，クラッチ眼鏡を装用することで開瞼維持を補助し，自身の状況に応じて適宜使用することで，症状に変動を少なくすることが可能になる．また感覚トリックを利用した他の対症療法として眼周囲のテープ貼布や，その他の対応について紹介する．

眼瞼けいれん症例ではその症状に日内変動があり，環境や精神状態によって眼瞼けいれんの症状が変動してしまう特徴がある．ボツリヌス毒素療法(ボツリヌス治療)を行っても，なかなかこの変動は消失しないため，QOLを上げるためには補助治療を併用して行っていくように勧めている．

また，ボツリヌス治療に抵抗のある症例(注射に抵抗のある症例も多く，また1回に打つ箇所が多いため最初はボツリヌス治療を希望しない例も多い)でも補助治療は副作用がなく，比較的受け入れやすい治療であり，ボツリヌス治療を行う前に導入することも多い．

羞明に対する補助治療

眼瞼けいれんでは局所ジストニアによる瞬目過多，開瞼失行　瞬目保持等の運動性要素の他に非運動性要素(感覚障害や精神障害)を合併していることが知られ，特に軽症の症例では感覚障害を訴えて受診することが多い．感覚障害とは羞明や異物感，乾燥感等の症状であり，特に羞明は眼瞼けいれんの主訴として多い症状である[1]．羞明の程度を測定することはなかなか難しいが，外出時天気の良好なときだけでなく，室内でパソコン，携帯等の光が苦手，家のなかに入る窓からの光が苦手で窓を閉め切っている等，眼内病変で生じる羞明より強い羞明をきたす症例が多い．また，ジストニア症状が出現する前に羞明が先行する症例もみられ，特に薬剤性眼瞼けいれんの初期に羞明を自覚することが多い．

羞明のメカニズムとしてはメラノプシン含有細胞としても知られる内因性光感受性網膜神経節細胞(intrinsically photosensitive retinal ganglion cells：ipRGCS)が関与し，視床から大脳皮質への回路が報告されている[2]．一方，Suzukiらはポジトロン断層法を用いた眼瞼けいれん患者の研究で，健常者と比較して眼瞼けいれん患者では視床の糖代謝が亢進していたと報告し[3]，またEmotoらは眼瞼けいれん患者を羞明の有無で比較すると羞明群で視床と中脳背側の糖代謝が亢進していたことを報告している[4]．よって眼瞼けいれんの羞

* Akiko YAMAGAMI，〒101-0062　東京都千代田区神田駿河台4-3　井上眼科病院

表 1. 眼瞼けいれん患者の感覚トリック

・眼周囲を触る
・上眼瞼を引っ張る
・まつげを引っ張る
・マスクをする
・片目をつぶる
・ガムをかむ
・食べる
・歌う　等

明は視床等が関与した中枢性の羞明のメカニズムで発症していると考えられる.

1. 遮光レンズ

眼瞼けいれん患者では健常者と比較して光に対する耐性は強さより波長に特性があると報告され[5], 短波長光カットの遮光レンズの使用によって光感度の改善・瞬目回数・重症度を改善するとされる[6]. また三村らは短波長率の異なる2種のレンズの遮光レンズ眼鏡で羞明の改善を検討し, 短波長カット率の高いレンズのほうが望ましいが, 短波長カット率が50%以上であれば視感透過率が75%前後と高率にした明るいレンズでも視界を明るいまま羞明を有意に減少させ, 患者のQOLを改善できると報告し, ボツリヌス治療を回避できる症例もあるとしている[7].

自験例では眼瞼けいれん患者への遮光眼鏡処方について検討し, 遮光レンズ処方を行った眼瞼けいれん患者314例に遮光レンズの種類について検討すると, 視力と視感透過率の間に相関はなく, 実際に処方を行った遮光レンズでは視感透過率70〜79%のレンズが約4割を占めており, グレー系, 茶系のレンズが好まれる傾向があった(中村らが第62回視能矯正学会で発表).

遮光レンズで期待されるのは, 明るく見た目に違和感が少なく日常生活で装用しやすいレンズが好まれる傾向にあった.

眼瞼けいれん症例に対する治療としてのボツリヌス治療は, 注射の痛みや効果が一時的であることから抵抗のある患者が多いので, ボツリヌス治療に抵抗のある症例ではまず遮光レンズやクラッチ眼鏡等を導入し, 治療につなげるようにしている.

感覚トリックを利用した補助療法

感覚トリックとは特定の感覚的な刺激によりジストニアが軽減する状態であり, 眼瞼けいれん患者の55%にみられるという報告がある[8].

眼瞼けいれん患者の感覚トリック(表1)としては, 眼周囲を触る, 上眼瞼を引っ張る, まつげを引っ張る, マスクをする, 片目をつぶる, ガムをかむ, 食べる, 歌う等がある.

補助治療として感覚トリックを利用して行っている方法を呈示する.

1. クラッチ眼鏡

クラッチとはレンズのより内側に飛び出すワイヤ部分で, このクラッチを上眼瞼にあてることで, 感覚トリックを利用して開瞼維持を改善させることが可能となる(図1). 軽くあてるだけで効果を示す例もあるが, 皮膚に強く食い込ませることで物理的に開瞼困難を軽減させるために用いる症例もある. ジストニア症状が強い症例で, 閉瞼したときの瞼の力が強く, 閉瞼によりクラッチが

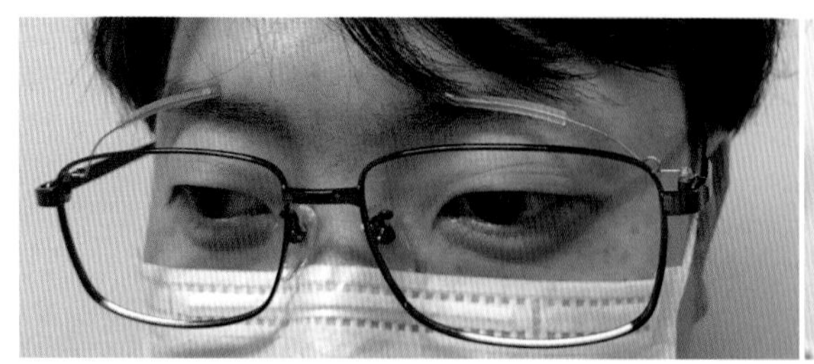
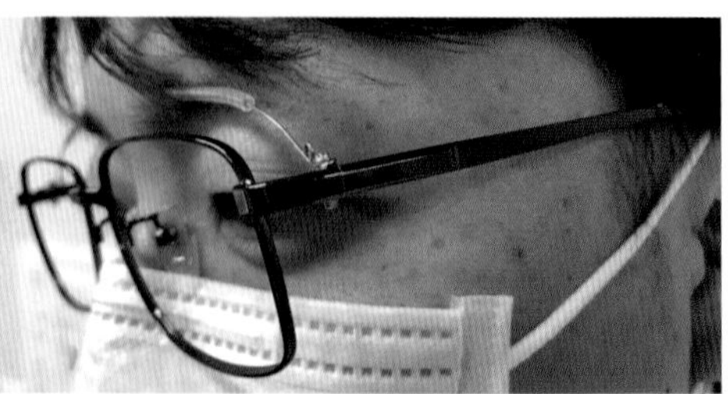

図 1. クラッチ眼鏡　a|b
a：クラッチを眼窩上縁付近にあたるように装着
b：軽く触れるだけでも効果がある.

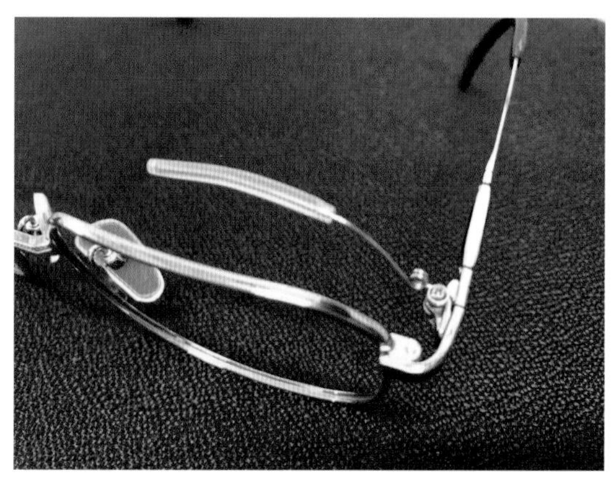

図 2. クラッチの拡大
眼鏡の柄の部分にねじて装着

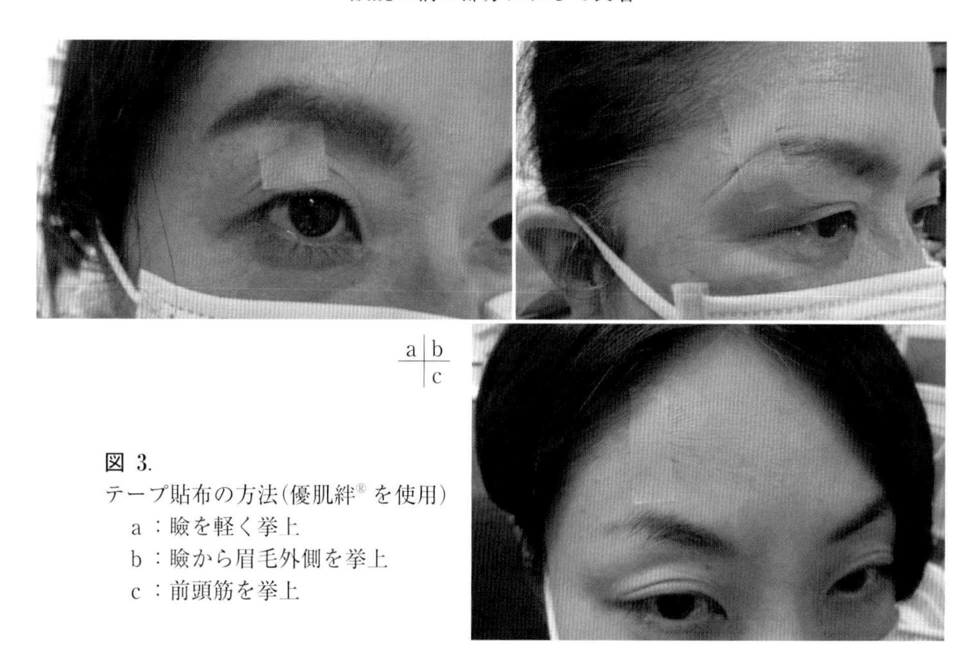

図 3.
テープ貼布の方法(優肌絆® を使用)
a：瞼を軽く挙上
b：瞼から眉毛外側を挙上
c：前頭筋を挙上

容易にずれてしまう場合は，ボツリヌス治療を行うことで閉瞼力を低下させたうえでクラッチを装用すると効果が出ることがある．

クラッチは眼鏡のレンズと柄をつなぐネジの部分に装着する(図2)．自分で着脱することは困難だが，眼鏡店に持ち込めば取り外すこともできる．クラッチ眼鏡を装用した場合の見た目が気になる人も多いが，レンズ部分が大きなタイプのフレームを選ぶと目立ちにくい．また，見た目を気にして通常の眼鏡とクラッチ眼鏡の両方を環境に応じて使い分けている例も多い．

クラッチ眼鏡の長所としては投薬と異なり副作用がないこと，環境により変動する症状を抑えるために患者自身の状況に応じて適宜使用できることである．必ずしも常用する必要はなく眼瞼けいれんの症状が出てしまうと困るとき(運転時等)のみ使用したり，自宅にいるときのみ使用しても良い．実際の診療ではクラッチ眼鏡のトライアルを診察室に準備して，説明の際に用いてその効果を実感していただき，クラッチ眼鏡の装用をお勧めしている．

2．眼瞼周囲へのテープ貼布

眼瞼周囲へテープを貼布することで開瞼維持の補助を行うことができる．

貼る場所は上眼瞼外側から眉毛，上眼瞼中央，眉毛上方等に貼ると効果があることが多い(図3)．

眼瞼周囲の皮膚は薄く摩擦に弱いので，皮膚に刺激が少ないテープをお勧めしている(当院では優肌絆® をお勧めしている)．また，上から化粧が可能な超薄型美容テープを用いた研究ではQOLの上昇にも役立ったと報告される[9]．超薄型美容テープ(かづきテープ®)はテープを貼っていることが外見上わからないが，非常に薄いので取り扱いには慣れが必要である．テープを貼る場所は個々で違い決まりはないので，色々と試してみるようにと説明している．

3．その他の対応

患者自身がさまざまな工夫をして効果があると教えてくれた方法を示す．

①片眼帯．両眼を開瞼していると瞬目が多くなるものの，片目つぶりにすると眼瞼けいれんが抑制され開瞼時間が延長する症例がいる．このような症例では片眼帯をすることで開瞼時間を延長させることができる．

②バンダナ・ヘアバンドを強めに頭に巻く，帽子をおでこまで深くかぶる，インディアンターバンを頭に巻く，髪の毛を強く結ぶ等，いずれも頭部や額部に刺激を加えることで感覚トリックを利用して開瞼を維持する方法である．

③二重眼瞼用化粧用品(二重まぶたのり)，つけまつげ，まつ毛のエクステ

医学的な安全性については疑問であるが，美容目的のこれらの方法が感覚トリックとして用いられている場合がある．

文　献

1) Wakakura M, Yamagami A, Iwasa M：Blepharospasm in Japan：A Clinical Observational Study From a Large Referral Hospital in Tokyo. Neuro Ophthalmology, **42**：275–283, 2018.
Summary　日本における眼瞼けいれんの臨床像をまとめた論文．眼瞼けいれんがジストニアだけでなく感覚過敏や精神症状等，多彩な病態を呈していることを記載．

2) Digre KB, Brennan KC：Shedding light on photophobia. J Neuro ophthalmol, **32**：68–81, 2012.
Summary　羞明の機序について説明した論文．

3) Suzuki Y, Mizoguchi S, Kiyosawa M, et al：Glucose hypermetabolism in the thalamus of patients with essential blepharospasm. J Neurol, **254**：890–896, 2007.

4) Emoto H, Suzuki Y, Wakakura M, et al：Photophobia in essential blepharospasm–A positron emission tomographic study. Mov Disord, **25**：433–439, 2010.

5) Herz NL, Yen MT：Modulation of sensory photophobia in essential blepharospasm with chromatic lenses. Ophthalmology, **112**：2208–2211, 2005.

6) Blackburn MK, Lamb RD, Digre KB, et al：FL-41 Tint Improves Blink Frequency, Light Sensitivity, and Functional Limitations in Patients with Benign Essential Blepharospasm. Ophthalmology, **116**：997, 2009.

7) 三村　治，木村亜紀子，岡村真奈ほか：眼瞼けいれんに対する遮光レンズの効果．眼科，**63**：465–471，2021.
Summary　眼瞼けいれんに対する遮光眼鏡の有効性について臨床的な観点から検討した報告．

8) Loyola DP, Camargos S, Maia D, et al：Sensory tricks in focal dystonia and hemifacial spasm. Eur J Neurol, **20**：704–707, 2013.

9) Uchida K, Kiyosawa M, Wakakura M：Efficacy of a non-invasive cosmetic forcible trick treatment for blepharospasm：Increase in quality of life due to use of ultra-thin adhesive tape. Neuro ophthalmology Jpn, **37**：237–243, 2020.

MB OCULI. No. 109：62－69, 2022

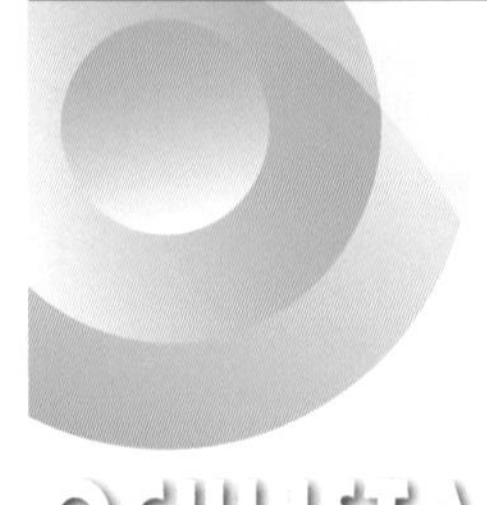

特集／放っておけない眼瞼けいれん―診断と治療のコツ―

眼瞼けいれんの病態と今後の展望

目崎高広*

Key Words： 眼瞼けいれん(blepharospasm)，開瞼失行(apraxia of eyelid opening)，閉瞼失行(apraxia of eyelid closure)，メージュ症候群(Meige syndrome)，ジストニア(dystonia)

Abstract：眼瞼けいれん(blepharospasm)は両側の眼瞼およびその周囲筋の不随意収縮によって開閉瞼に支障をきたす局所性ジストニアであり，通常は開瞼困難を主症状とする．原因は脳にあり運動制御システムの異常と考えられるが，詳細は明らかでない．他部位のジストニアをしばしば合併する．このうち口・下顎ジストニアとの合併のみを差別化してMeige症候群と呼称するのは誤りである．開瞼失行や閉瞼失行は眼瞼けいれんの類似病態である．特に開瞼失行は眼瞼けいれんと共存することが多く，両者は一連の病態と考えられる．眼瞼けいれんに対する治療の第一選択はボツリヌス毒素療法である．治療抵抗性の場合には眼瞼部の手術，あるいは近年では定位脳手術も行われる．開瞼失行にみえても，瞼板前部型眼瞼けいれんのことがあり，この場合にはボツリヌス毒素療法の効果が期待できる．適切な注射を行う医療環境が整っていない点は問題である．

はじめに

「眼瞼けいれん」はblepharospasmの和訳であるが，日本神経学会ではこれを「眼瞼攣縮」とする．「けいれん」はseizureの邦訳であり，seizureはてんかん(epilepsy)を想定した用語である．眼瞼けいれんでてんかんは想定されないので，「けいれん」は適切でない．一方，spasmはいわゆる下位運動ニューロンまたはこれよりも末梢，筋までを含むいずれかの部位の過興奮による筋の不随意収縮であり，その原因がより上位にあるか否かは問わない(したがって，てんかん性のspasmもありうる)．この邦訳は「攣縮」であり，意味の整合性からは「眼瞼攣縮」が正しい．しかし現在，本疾患名を効能・効果とする国内唯一の薬物であるonabotulinumtoxinA(ボトックス®)では「眼瞼痙攣」としなければ保険審査を通過しない危惧がある(「けいれん」は漢字で表記する)．

本稿では特集の他論文と統一するため，「眼瞼けいれん」として記載する．

眼瞼けいれんとは何か

眼瞼けいれんとは両側の眼瞼およびその周囲筋の病的な不随意収縮によって開閉瞼に支障をきたす病態をいい，通常は開瞼困難を主症状とする．背景に直接の原因を確認できない場合を特発性とし，この場合，および遺伝性の場合には眼瞼けいれんが病名である．一方，外因または他の疾患によって生じた場合には二次性眼瞼けいれんであるが，この場合の眼瞼けいれんは症状名となり，通常，原因・原疾患が疾患名として優先される．なお片側顔面攣縮(hemifacial spasm)や眼瞼ミオキミア等，異なった機序で眼瞼に筋攣縮を呈する場合は，眼瞼部のけいれん(正しくは攣縮)であって

* Takahiro MEZAKI，〒514-1251　津市榊原町5630　榊原白鳳病院，診療顧問

も眼瞼けいれんとは記載しない．眼部への侵害刺激等への防御として生じる眼瞼およびその周囲筋の非随意収縮(「不随意」と違い病的な意義がない)も眼瞼けいれんとしない．

開閉瞼のコントロールができない原因は脳にある．つまり眼瞼けいれんは脳疾患である．本態はジストニア(dystonia)であり，顔面ジストニアのうち上部顔面を罹患部位とする病型においてもっとも多い．上部顔面ジストニアには開閉瞼に支障をきたさない病型もあるが，稀である．

脳疾患であるので，眼瞼けいれんに対するボツリヌス毒素療法や眼瞼部への手術はいずれも原因療法ではなく，対症療法である．可能な治療目標は「症状の改善」であり，「治ります」という説明は控えるべきである．なお，眼瞼部への手術直後に一時的な改善を認めたが，その後再発した患者が脳神経内科をしばしば受診する．手術侵襲が感覚トリック(後述)として作用し，一時的に改善した可能性がある．しかし手術を行った診療科は終診済なので，通常，術者は再発を知りえない．有効率算定の際には，術後の観察期間を明記することが望ましい．

ジストニアとは何か

1．ジストニアの定義

それではジストニアとは何か．

最初にこの用語を提唱したのはドイツの医師Oppenheimで，1911年に「筋緊張の亢進と低下との並存」に対して初めて用いられた造語である[1]．しかし定義が曖昧であったことから当初より批判が多く，用語として定着してからも何度も改定され，現在でも「異常姿勢」のみを指すのか「異常運動」を含むのか等，研究者によって解釈が異なっている(前者の場合，ジストニアはhypokineticな病態と考えるが，後者ならhyperkineticな病態に含まれる)．現在では，

“Dystonia is a movement disorder characterized by sustained or intermittent muscle contractions causing abnormal, often repetitive, movements, postures, or both. Dystonic movements are typically patterned, twisting, and may be tremulous. Dystonia is often initiated or worsened by voluntary action and associated with overflow muscle activation.”

が正式の定義となっている[2]．Oppenheimの最初の定義にあった「筋緊張低下」の要素は定義から脱落して久しい．また国内の定義は，

「運動障害のひとつで，骨格筋の持続のやや長い収縮，もしくは間欠的な筋収縮に特徴づけられる症候で，異常な(しばしば反復性の要素を伴う)運動：ジストニア運動(dystonic movement)とジストニア姿位(dystonic posture)，あるいは，両者よりなる．しかし，ジストニア姿位はジストニアに必須ではなく(顔面，喉頭など)，ジストニアの本態は異常運動にある．(以下，略)」

とする[3]．ジストニアに従来必須とされた異常姿勢を必須項目から退け，一方で異常運動をその本質とした点で海外の解釈と大きく乖離している．

さて，ジストニアの定義に「姿勢」か「運動」かという単純な二元論は意味のある議論なのであろうか．筆者はこれに懐疑する立場からジストニアを「運動制御」の異常と考え，ベッドサイドで論理的に診断できることを目的として，ジストニアの本質を運動制御障害による「patterned motor malflow」であるとする新たな定義を提唱した[4]．しかし国際学会から提唱された定義に真っ向から対立するこの定義は神経生理学からの証拠を欠くこともあり，事実上黙殺されている．

2．ジストニアの臨床特徴

ジストニアの臨床特徴および臨床神経生理検査所見を以下に挙げる[5]．このすべてを満たす必要はないが，特に例外とすべき場合を除き，定型性とオーバーフロー現象とは必須であると筆者は考える．なお，ジストニアと痙縮との区別は実は截然としない．しかし，眼瞼けいれんを論じているだけなら問題にならない．

1）定型性(fixed pattern)

ジストニアの異常姿勢または異常運動のパター

ンは，たとえ重症度に変動があるとしても，一定している．すなわち，程度の変動はあるが，患者ごとに個別の同じ異常姿勢をとり，また，同じパターンの運動を生じる．稀に２つのパターンを同時に持つ例，長期間のうちに徐々に症状が変化する例もあるが，短期間の観察では特定のパターンを記述できる．

２）課題特異性（task specificity）

特定の状況でのみ症状が出現し，心身に同程度の負荷をかけると思われる別環境では出ない，という現象である．書字のみを侵す書痙，音楽家の楽器演奏時にのみ出現する musician's dystonia（「奏楽手痙」と邦訳されるが，音楽家のジストニアが手に生じるとは限らない）のほか，最近ではいくつかのスポーツで yips が有名になった．すべての yips をジストニアと考えるべきではないが，少なくとも一部はジストニアである．

３）感覚トリック（sensory trick）

何らかの感覚刺激を提示している間，ジストニアの症状が改善（または悪化）する現象である．眼瞼けいれんにおいては患者自身の手で顔面の１か所に触れるだけで改善する場合に代表され，ときには実際に触れる必要がなく手を近づけるだけで発効する例，他者の手で触れることでも発効する例がある．クラッチ眼鏡で上眼瞼を支えるとしばしば改善を認めるが，通常これは上眼瞼の運動を制限するからではなく，感覚トリックが作用していると考えられる．つまり上眼瞼に強い圧迫を加える必要はない．

感覚トリックの機序はさまざまに考察されているが，未だ明らかでない．なお頸部ジストニア（痙性斜頸）の頭部振戦においては上肢を挙上するだけで症状改善を認める例が少なくないと報告された[6]．実際に触れる必要がない患者の一部では，狭い意味での感覚トリックと異なり，このような他部位の運動が症状変動の誘引になっている可能性がある．ただし眼瞼けいれんでの同様な検討は未だ行われていない．

感覚トリックの存在はかつて心因性疾患（近年は心因性とせず，機能性（functional）とする婉曲語法が好まれる）の根拠とされ，現在では逆にジストニアの診断アルゴリズム上これをもっとも重視する立場がある[7]．しかし，特異度は高いものの感度の低い所見である．

４）オーバーフロー現象（overflow phenomenon）

ある随意運動の際に，当該運動に必要とされない筋に不随意収縮を生じ，これが円滑な随意運動を妨げる現象である．ジストニアの本質的な特徴であると考える．眼部においては，覚醒時，眼瞼は非随意の瞬目を除くと開瞼が基本姿勢であるが，これには上眼瞼挙筋の持続性収縮が必要である．ところがこの収縮に対して拮抗筋である眼輪筋が不随意に収縮（共収縮：本項７）参照）すると開瞼は妨害され，その収縮が tonic である場合は持続閉瞼，phasic である場合には「目がくしゃくしゃする」症状になる．なお，眼瞼けいれんに関する海外文献ではしばしば瞬目増多を本病態の主要症状に挙げるが[8]，これは眼輪筋の phasic な不随意収縮を一部反映するに留まり，実際，瞬目増多は愁訴としてさほど多くない．また，単純な瞬目増多と異なり，そのリズムは一定せず，通常は正常な瞬目よりも持続時間が長い．

なお，開瞼失行（後述）は上眼瞼挙筋の駆動不全による．これもジストニアに分類されているが，どこにも不随意収縮を認めないので，ジストニアの一般的な定義を満たさない．開瞼失行が眼瞼けいれんとしばしば並存することから両者が一連の病態であることは明らかで，両者をともにジストニアとするにはジストニアの再定義が必要である．このことから筆者は，オーバーフロー現象と逆の現象として，「収縮させるべき筋が適切に収縮しない状態」つまり underflow もしくは non-flow もまた運動制御の病的状態としてジストニアの定義に含めたいと考えた．これと overflow とをまとめて malflow としたのは筆者の造語である[4]．

5）早朝効果（morning benefit）

ジストニアの患者はしばしば起床時の症状が軽い．午睡後の改善は少ないことから，睡眠による疲労回復とは異なると考えられる．効果の持続時間は数分から数時間，長い例で半日に及ぶ．

6）フリップフロップ現象（flip-flop phenomenon）

機械のフリップフロップに擬して名づけられた特徴で，ジストニアが（緩徐にではなく）突然改善または出現する現象である．本稿では従来通りジストニアの特徴として挙げたが，海外では通常，心因性の証拠とされる．しかし心因性ではないと考えられるジストニアが一度のボツリヌス毒素注射によって効果持続期間を超えて長期寛解する例は頸部ジストニア（痙性斜頸）においてしばしば認められる．なお，注射直後に症状が消失する例を時に経験するが，これは本現象ではなく，注射部位に液体が入ったことによる感覚トリックであろうと筆者は考えている．

7）共収縮（cocontraction）

ここからが神経生理検査所見であるが，関節運動において，共収縮は視認も可能である．一般に関節運動を行う際，目的とする運動を行う筋を主動筋（agonists），これと逆向きに働く筋を拮抗筋（antagonists）という．共収縮とは両者が同時に収縮して目的とする運動を妨げる現象であり，表面筋電図では相反抑制（reciprocal inhibition：拮抗関係にある筋群で，運動時に片方を作動させると他方の収縮が抑制される現象）の喪失による両者の同時活動が記録される．開閉瞼は関節運動ではないが，眼輪筋と上眼瞼挙筋とが同様の拮抗関係にあり，通常は閉瞼時に眼輪筋が収縮すると上眼瞼挙筋は弛緩，開瞼時には逆となる．眼瞼けいれんでは共収縮により閉瞼が勝ってしまうのである．開瞼失行では共収縮はない．

8）陰性ジストニア（negative dystonia）

オーバーフロー現象の項で述べたunderflowまたはnon-flowであり，目的とする運動に必要な筋が駆動されない現象である．表面筋電図では，随意運動遂行に必要な筋の収縮が不十分にしか記録されない．真の開瞼失行のほか，いくつかの病態がこの現象で説明できるが，筆者以外では古い学会報告およびSinclairらの軟口蓋ジストニアの報告[9]のみに留まる．

共収縮と正反対の現象であると考えられる．

原　因

ジストニアがどのような機序で起こるかは不明である．以前は「錐体外路の異常」と括られていたが，現在，それは誤りであるとされる．

錐体外路という用語は，解剖学ではもはや用いられず，臨床医学の世界でのみ通用する．錐体路は延髄錐体を通る線維束で，このうち皮質脊髄路は通常1個以上の介在ニューロンを経て脊髄前角の運動神経細胞（いわゆる下位運動ニューロン）にシナプスを作り，頸髄以下で骨格筋を支配する．この「延髄錐体を通る脳脊髄の長索路」の「外」にある運動関連の「路」を錐体外路とするが，錐体路と異なり特定の長索路が存在するのではなく，運動神経系を制御するシステムとして「錐体外路系（extrapyramidal system）」とされた．かつてジストニアの原因をこれに属する大脳基底核，あるいはこのうち線条体（尾状核および被殻）またはレンズ核（被殻および淡蒼球）のみに求めたのは誤りである．現在では，同核群および他の運動関連脳神経核，小脳，視床，大脳皮質等のネットワークが運動制御システムを構成し，このシステムの異常がジストニアを起こすと考えられている[10]．このシステムすべてを錐体外路系と総称できるならこの用語も間違いではないが，広範になりすぎて意味を成さない．

システムのどこが障害されてもジストニアは（眼瞼けいれんは）起こりうる．ではどのような場合に眼瞼けいれんは起こりやすいか．

1．有病率・性差

多くの場合，海外において眼瞼けいれんは頸部ジストニアに次ぎ2番目に多い局所性ジストニアであるが，日本では最も多い病型である．発症は中年期〜初老期に多く，男女比はおおよそ1：2〜3で女性に多い．有病率の算定には人口構成のほか診断の確度が影響するが，人口10万人に数人程度とする報告が多い(実際はより多いと推定される)．

2．遺　伝

眼瞼けいれんを症状の一部として持つ遺伝性ジストニアの家系・病型がある．筆者は眼瞼けいれんと痙性斜頸とを持つ一卵性双生児を経験している(未発表)．

3．外　傷

ジストニアの大多数が孤発性であること，遺伝性ジストニアでも浸透率が一般に低いことから，発症の外部要因が調査された．ジストニアでは発症部位の既往症を持つことが有意に多いことが知られ，眼瞼けいれんでも報告がある[11]．とりわけドライアイはしばしば眼瞼けいれんに合併する．ボツリヌス毒素療法後に閉瞼力が減少して眼球表面の乾燥からドライアイを惹起することもあり，両者の因果関係はどちらもありうる．また治療抵抗性のドライアイと考えられた症例のうち57%が眼瞼けいれん(論文中では“Meige's syndrome”)であったとする報告がある[12]．現在も，眼瞼けいれんにもっとも多い誤診病名はドライアイであると考えられる．

4．緯　度

低緯度地域で眼瞼けいれんの有病率が高い可能性がある[13]．太陽光による眼球への傷害が関与すると考えられる．

さまざまな病型

1．顔面ジストニア(facial dystonia)

眼瞼けいれんは顔面ジストニアの一病型である．

上部顔面ジストニア(upper facial dystonia)には開閉瞼に支障をきたさない病型もあり，たとえば下眼瞼のみに不随意収縮を認める場合や，眉間にしわを作るのみの場合が挙げられる．後者には眉間に縦皺を呈する，いわゆる“procerus sign”が進行性核上性麻痺の特徴であると報告されたが[14]，ただし眉間に縦皺を寄せる筋は皺眉筋であり鼻根筋(procerus)ではない．

下部顔面ジストニアには，下顎ジストニア，口ジストニア，舌ジストニア等さまざまな病型がある．眼瞼けいれんは時に下部顔面ジストニアを合併するが，その一部がMeige症候群と誤って呼称されている．これについては次項で述べる．

なお，眼瞼けいれんでは発症後次第にジストニアの罹患範囲が広がるとする報告が多い．ボツリヌス毒素療法の登場前は78%で眼部以外にも症状が認められるとされた[15]．また近年の報告でも50%が他部位へ広がったとしている[16]．しかしこれは筆者の外来での実感と乖離しており，口，下顎，頸部等に罹患範囲が拡大する患者も一部にあるが，大部分は眼部に留まっている．この理由はわからない．口部については口舌ジスキネジア(oro-lingual dyskinesia)の合併がしばしば認められるが，近年，これも減少している印象がある(正確な調査は行っていない)．この印象が正しいならば，それはジストニアの治療薬として過去にトリヘキシフェニジル(アーテン®)が多く用いられ，その副作用として生じたジスキネジアが混在していた可能性が高いと考える．近年，海外においてジストニアの内服治療に抗コリン薬を用いる機会は減少しているので，口舌ジスキネジアの合併は今後減少すると筆者は予測している．

2．Meige症候群(Meige syndrome)

現在，Meige症候群は「眼瞼けいれん＋口・下顎ジストニア」の組み合わせであると信じられている．Henry Meige(アンリ・メージュ)が眼瞼けいれんを詳記したのは事実であるが，眼瞼けいれんに合併するジストニアは口ジストニアまたは下顎ジストニアのみでなく，頸部ジストニア(痙性斜頸)，けいれん性発声障害(攣縮性発声障害)等の合併もあり，特定の組み合わせだけを差別化して症候群とする正当性・合理性はともにない[17]．複数の研究者が同様の批判を行っており，どうしても名称を残す必要があるなら(眼瞼けいれんを伴う)「頭頸部分節性ジストニア」と定義するのが良いと提案されているが[18]，思考停止したマニュアル医療において定義の改変は至難と思われる．

3．開瞼失行(apraxia of eyelid opening)

開瞼失行(日本神経学会では開眼失行とするが「瞼」のほうが良い)は眼瞼けいれんと同様，随意の開瞼が困難になる病態である．しかし，眼輪筋等，閉瞼にかかわる筋の不随意収縮は認められず，原因は開瞼に働く上眼瞼挙筋の駆動不全である．そのため患者は前頭筋を用い，眉を上げて開瞼しようと努力する．Charcot徴候は眼瞼けいれんにおいて眼輪筋の収縮により眉が上眼窩縁よりも下方へ引き下げられる現象であるが，開瞼失行ではこれと逆に眉が上がる．

瞼板前部型眼瞼けいれん(pretarsal blepharospasm)は開瞼失行と似た症状を呈し，眼輪筋の収縮が一見認められないため視診では区別が困難であるが(下眼瞼が挙上しない場合を開瞼失行として両者を鑑別できるとする報告がある[19])，本態は眼輪筋瞼板前部の不随意収縮である．これの相反抑制として拮抗筋である上眼瞼挙筋の非駆動が起こり，開瞼が妨げられる．純粋な開瞼失行に対するボツリヌス毒素療法は無効であるが，瞼板前部型眼瞼けいれんでは眼輪筋瞼板前部へのボツリヌス毒素注射により効果が期待できるので，開瞼失行と思われても治療を試みるべきである．

筆者の考えでは，開瞼失行は上眼瞼挙筋の陰性ジストニアとして説明できる．

4．閉瞼失行(apraxia of eyelid closure)

開瞼失行とは逆に，閉瞼を維持できず不随意に開瞼してしまう病態である．強閉瞼を指示すると最初のみ成功してもこれを維持できない．高次脳機能障害である動作維持困難(motor impersistence)と異なり課題特異性があるので，通常はジストニアであると考えられる．通常は二次性であり，進行性核上性麻痺等の神経変性疾患のほか，脳血管障害，とりわけ右前頭葉の広範な脳梗塞での報告が目立つ[20]．

筆者の考えでは，閉瞼失行は眼輪筋の陰性ジストニアとして説明できる．

5．パーキンソン症候群による眼部ジストニア

多系統を侵す神経変性疾患，とりわけパーキンソン症候群では眼部ジストニア(眼瞼けいれん，開瞼失行，閉瞼失行)を時に合併する．通常は原疾患の診断後に発症するが，初発症状がジストニアであり，のちに神経変性疾患と診断されることもある．眼部ジストニアともっとも関連の深いパーキンソン症候群は進行性核上性麻痺である．

6．非運動症状(non-motor symptoms)

近年，ジストニアの非運動症状が注目されている．眼瞼けいれんにおいては，不安，うつ，無気力(apathy)，睡眠障害，痛みを持つ傾向が比較的強いとされ，これらにより生活の質が低下する[21]．羞明，眼痛がしばしば合併するほか，日中の眠気が有意に多いとする報告[22]もある．

今後の展望

眼瞼けいれんはジストニアであるが，ジストニアの発症メカニズムは不詳であり，完治させる治療法はない．自然寛解もあるが，寛解しても後年再発することが多いので，近年の報告によると寛解率は5.8%に留まっている[23]．すなわち，大部分の患者は発症後，何らかの症状と生涯かかわっていくことになる．ボツリヌス毒素療法も眼瞼部への手術療法も対症療法であり，また，眼瞼けいれんに対しても近年行われるようになった定位脳手術は有望な治療法であるが，これも根治療法とはいえない．

このなかで，治療法の第一選択はボツリヌス毒素療法である．本邦ではこれに多くの制約があり，喫緊の課題だけでもいくつかある．まずは施術者の確保，そして標準手技の徹底である．手技については「とんでもない方法」で治療されている患者が，期待とは逆にむしろ近年増えている印象がある．患者参加型ハンズオンセミナー等による技術の伝承が制度上困難な国であり，また経験者同士でノウハウを交換する機会も少ない．成功体験が少なければ治療意欲も失せ，新たな施術者が参入しないことで治療が普及しない．治験当時か

ら同治療を継続している第一世代の引退が目前に迫っている今，これを打開する方法を思いつかない．

これと関連するのはさまざまな治療上の制約である．手技料が安すぎること(患者に応じた精密な治療には時間がかかるが技術料はわずか400点)，最大用量が45単位と過少であること，合併する他のジストニアへの治療が困難であること(多くは未承認で治療できない)等である．患者の立場からは，ジストニア患者は「遺伝性ジストニア」であれば指定難病に認定される可能性があるが，原因遺伝子の特定を要し，ハードルがあまりに高い．また眼瞼けいれんの重症例では事実上盲目となるが，未だ(開瞼すれば視力があるという理由で)身体障害者の認定を受けられない．これらにより公的な医療・福祉サービスを受けづらく，また，ボツリヌス毒素療法の自己負担額は安価ではない．

原因解明・根治療法の開発という観点でタイムラインを意識した展望を描くことは，現時点では困難である．まずは眼瞼けいれんにかかわる医療者が「これは脳の病気である」と認識すべきであり，次に求められるのが「では，脳のなかで何が起こっているのか」である．運動制御システムのどこに・何が生じているのかが明らかになれば，これまで患者ごとにまちまちであった治療反応性をある程度予測することで，テーラーメイド治療が可能になるかもしれない．ただし現在は未だ眼瞼けいれんの認知度が必ずしも高くなく，誤診が後を絶たないうえ，有効性の低い内服薬で長く「様子見」をされる例が少なくない．臨床現場ではまず，患者を正しく診断し適切な治療へ導くこと，そして，正しく治療することが重要と考える．

文　献

1) Oppenheim H：Über eine eigenartige Kramfkrankheit des kindlichen und jugendlichen Alters (Dysbasia lordotica progressive, Dystonia musculorum deformans). Neurol Centralblat, **30**：1090-1107, 1911.
2) Albanese A, Bhatia K, Bressman SB, et al：Phenomenology and classification of dystonia：a consensus update. Mov Disord, **28**：863-873, 2013.
Summary　筆者の意見と異なる点もあるが，世界におけるジストニアの標準的理解を示す．
3) 日本神経学会(監修)「ジストニア診療ガイドライン」作成委員会(編集)：ジストニアの定義とはどのようなものですか．ジストニア診療ガイドライン，南江堂，pp. 2-3，2018.
4) Mezaki T：Dystonia as a patterned motor malflow. Med Hypotheses, **105**：32-33, 2017.
Summary　筆者が考えるジストニアの定義を示す．異端の説であるが定義の曖昧さを回避できると考える．
5) 目崎高広：ジストニアの病態と治療．臨床神経，**51**：465-470，2011.
6) Cisneros E, Vu JP, Lee HY, et al：Does raising the arms modify head tremor severity in cervical dystonia? Tremor Other Hyperkinet Mov (N Y), **11**：21, 2021.
7) Defazio G, Albanese A, Pellicciari R, et al：Expert recommendations for diagnosing cervical, oromandibular, and limb dystonia. Neurol Sci, **40**：89-95, 2019.
8) Defazio G, Hallett M, Jinnah HA, et al：Development and validation of a clinical guideline for diagnosing blepharospasm. Neurology, **81**：236-240, 2013.
9) Sinclair CF, Simonyan K, Brin MF, et al：Negative dystonia of the palate：a novel entity and diagnostic consideration in hypernasal speech. Laryngoscope, **125**：1426-1432, 2015.
10) Latorre A, Rocchi L, Bhatia KP：Delineating the electrophysiological signature of dystonia. Exp Brain Res, **238**：1685-1692, 2020.
11) Defazio G, Abbruzzese G, Aniello MS, et al：Environmental risk factors and clinical phenotype in familial and sporadic primary blepharospasm. Neurology, **77**：631-637, 2011.
12) Tsubota K, Fujihara T, Kaido M, et al：Dry eye and Meige's syndrome. Br J Ophthalmol, **81**：439-442, 1997.
Summary　眼瞼けいれんがドライアイと誤診されていることを示した国内文献．今日でも意義を失っていない．

13) Molloy A, Williams L, Kimmich O, et al：Sun exposure is an environmental factor for the development of blepharospasm. J Neurol Neurosurg Psychiatry, **87**：420-424, 2016.

14) Romano S, Colosimo C：Procerus sign in progressive supranuclear palsy. Neurology, **57**：1928, 2001.

15) Grandas F, Elston J, Quinn N, et al：Blepharospasm：a review of 264 patients. J Neurol Neurosurg Psychiatry, **51**：767-772, 1988.

16) Berman BD, Groth CL, Sillau SH, et al：Risk of spread in adult-onset isolated focal dystonia：a prospective international cohort study. J Neurol Neurosurg Psychiatry, **91**：314-320, 2020.

17) 目崎高広：眼瞼痙攣＋口・下顎ジストニー≠Meige症候群．神経内科，**57**：464，2002.

18) LeDoux MS：Meige syndrome：what's in a name? Parkinsonism Relat Disord, **15**：483-489, 2009.

19) Mohan M, Thomas R, Sasikumar S：Elevation of the lower eyelid：a sign to differentiate pretarsal blepharospasm from apraxia of eyelid opening. Mov Disord Clin Pract, **8**：782-784, 2021.

20) 目崎高広，高橋牧郎，水谷江太郎：ラクナ梗塞に合併した一側性閉眼失行．神経内科，**55**：493-495，2001.

21) Novaretti N, Cunha ALN, Bezerra TC, et al：The prevalence and correlation of non-motor symptoms in adult patients with idiopathic focal or segmental dystonia. Tremor Other Hyperkinet Mov(N Y), **9**：596, 2019.

22) Yang J, Zhang L, Hou Y, et al：Excessive daytime sleepiness in idiopathic blepharospasm. Parkinsonism Relat Disord, **89**：134-138, 2021.

23) Mainka T, Erro R, Rothwell J, et al：Remission in dystonia- systematic review of the literature and meta-analysis. Parkinsonism Relat Disord, **66**：9-15, 2019.

FAXによる注文・住所変更届け

改定：2015年1月

毎度ご購読いただきましてありがとうございます.

読者の皆様方に小社の本をより確実にお届けさせていただくために，FAXでのご注文・住所変更届けを受けつけております．この機会に是非ご利用ください.

◇ご利用方法

FAX専用注文書・住所変更届けは，そのまま切り離してFAX用紙としてご利用ください．また，注文の場合手続き終了後，ご購入商品と郵便振替用紙を同封してお送りいたします．**代金が5,000円をこえる場合，代金引換便とさせて頂きます**．その他，申し込み・変更届けの方法は電話，郵便はがきも同様です.

◇代金引換について

本の代金が5,000円をこえる場合，代金引換とさせて頂きます．配達員が商品をお届けした際に，現金またはクレジットカード・デビットカードにて代金を配達員にお支払い下さい(本の代金＋消費税＋送料)．(※年間定期購読と同時に5,000円をこえるご注文を頂いた場合は代金引換とはなりません．郵便振替用紙を同封して発送いたします．代金後払いという形になります．送料は定期購読を含むご注文の場合は頂きません)

◇年間定期購読のお申し込みについて

年間定期購読は，1年分を前金で頂いておりますため，代金引換とはなりません．郵便振替用紙を本と同封または別送いたします．送料無料，また何月号からでもお申込み頂けます.

毎年末，次年度定期購読のご案内をお送りいたしますので，定期購読更新のお手間が非常に少なく済みます.

◇住所変更届けについて

年間購読をお申し込みされております方は，その期間中お届け先が変更します際，必ずご連絡下さいますようよろしくお願い致します.

◇取消，変更について

取消，変更につきましては，お早めにFAX，お電話でお知らせ下さい.

返品は，原則として受けつけておりませんが，返品の場合の郵送料はお客様負担とさせていただきます．その際は必ず小社へご連絡ください.

◇ご送本について

ご送本につきましては，ご注文がありましてから約1週間前後とみていただきたいと思います．お急ぎの方は，ご注文の際にその旨をご記入ください．至急送らせていただきます．2～3日でお手元に届くように手配いたします.

◇個人情報の利用目的

お客様から収集させていただいた個人情報，ご注文情報は本サービスを提供する目的(本の発送，ご注文内容の確認，問い合わせに対しての回答等)以外には利用することはございません.

その他，ご不明な点は小社までご連絡ください.

株式会社 全日本病院出版会
〒113-0033 東京都文京区本郷3-16-4-7F
電話03(5689)5989　FAX03(5689)8030　郵便振替口座00160-9-58753

FAX 専用注文書

年　　月　　日

○印	MB　OCULISTA 5 周年記念書籍	定価(税込)	冊数
	すぐに役立つ眼科日常診療のポイント—私はこうしている—	10,450 円	

(本書籍は定期購読には含まれておりません)

○印	MB　OCULISTA	定価(税込)	冊数
	2022 年＿月～12 月定期購読(No.＿～117：計＿冊)(送料弊社負担)		
	2021 年バックナンバーセット(No. 94～105：計 12 冊)(送料弊社負担)	41,800 円	
	No. 108　「超」入門 眼瞼手術アトラス—術前診察から術後管理まで— 増大号	5,500 円	
	No. 107　眼科医のための薬理学のイロハ	3,300 円	
	No. 106　角結膜疾患における小手術—基本手技と達人のコツ—	3,300 円	
	No. 105　強度近視・病的近視をどう診るか	3,300 円	
	No. 104　硝子体混濁を見逃さない！	3,300 円	
	No. 103　眼科医のための学校保健ガイド—最近の動向—	3,300 円	
	No. 102　水晶体脱臼・偏位と虹彩欠損トラブル	3,300 円	
	No. 101　超高齢者への眼科診療—傾向と対策—	3,300 円	
	No. 100　オキュラーサーフェス診療の基本と実践	3,300 円	
	No. 96　眼科診療ガイドラインの活用法 増大号	5,500 円	
	No. 84　眼科鑑別診断の勘どころ 増大号	5,500 円	
	No. 72　Brush up 眼感染症—診断と治療の温故知新— 増大号	5,500 円	
	その他号数(号数と冊数をご記入ください) No.		

○印	書籍・雑誌名	定価(税込)	冊数
	目もとの上手なエイジング	2,750 円	
	美容外科手術—合併症と対策—	22,000 円	
	ここからスタート！眼形成手術の基本手技	8,250 円	
	超アトラス 眼瞼手術—眼科・形成外科の考えるポイント—	10,780 円	
	PEPARS No. 171 眼瞼の手術アトラス—手術の流れが見える— 増大号	5,720 円	
	PEPARS No. 147 美容医療の安全管理とトラブルシューティング 増大号	5,720 円	

お名前	フリガナ ㊞	診療科
ご送付先	〒　　－ □自宅　　□お勤め先	
電話番号		□自宅　　□お勤め先

雑誌・書籍の申し込み合計 5,000 円以上のご注文は代金引換発送になります

—お問い合わせ先—
㈱全日本病院出版会営業部
電話 03(5689)5989

FAX 03(5689)8030

全日本病院出版会行
FAX 03-5689-8030

年　　月　　日

住所変更届け

お名前	フリガナ
お客様番号	｜ 毎回お送りしています封筒のお名前の右上に印字されております8ケタの番号をご記入下さい。
新お届け先	〒　　　都道府県
新電話番号	（　　　）
変更日付	年　　月　　日より ｜ 月号より
旧お届け先	〒

※ 年間購読を注文されております雑誌・書籍名に✓を付けて下さい。

- ☐ Monthly Book Orthopaedics（月刊誌）
- ☐ Monthly Book Derma.（月刊誌）
- ☐ 整形外科最小侵襲手術ジャーナル（季刊誌）
- ☐ Monthly Book Medical Rehabilitation（月刊誌）
- ☐ Monthly Book ENTONI（月刊誌）
- ☐ PEPARS（月刊誌）
- ☐ Monthly Book OCULISTA（月刊誌）

FAX 03-5689-8030
全日本病院出版会行

Monthly Book OCULISTA バックナンバー一覧

2022.3. 現在

通常号 3,300 円(本体 3,000 円+税)　増大号 5,500 円(本体 5,000 円+税)

2018 年

No. 58　スポーツ眼科 A to Z　編／枝川　宏
No. 59　角膜潰瘍の診かた・治しかた　編／白石　敦
No. 60　進化する OCT 活用術—基礎から最新まで— **増大**　編／辻川明孝
No. 61　イチからはじめる神経眼科診療　編／敷島敬悟
No. 62　実践！白内障難症例手術に挑む　編／徳田芳浩・松島博之
No. 63　これでわかる眼内レンズ度数決定のコツ　編／須藤史子
No. 64　日常診療で役立つ眼光学の知識　編／川守田拓志
No. 65　結膜疾患の診断と治療実践ガイド　編／横井則彦
No. 66　もっと知りたいオルソケラトロジー　編／吉野健一
No. 67　老視のすべて　編／神谷和孝
No. 68　眼科医のための糖尿病トータルガイド　編／馬場園哲也・北野滋彦
No. 69　IT・AI 未来眼科学　編／吉冨健志

2019 年

No. 70　主訴から引く眼瞼疾患診療マニュアル　編／根本裕次
No. 71　歪視の診断と治療　編／今村　裕
No. 72　Brush up 眼感染症—診断と治療の温故知新— **増大**　編／江口　洋
No. 73　これでわかる自己免疫性眼疾患　編／堀　純子
No. 74　コンタクトレンズトラブルシューティング　編／糸井素純
No. 75　知っておきたい稀な網膜・硝子体ジストロフィ　編／堀田喜裕
No. 76　流涙を診たらどうするか　編／井上　康
No. 77　ロービジョンケア update　編／加藤　聡
No. 78　眼瞼形成手術—形成外科医の大技・小技—　編／村上正洋
No. 79　眼科医のための皮膚疾患アトラス　編／千貫祐子
No. 80　令和の白内障手術　編／小早川信一郎
No. 81　おさえておきたい新しい前眼部検査　編／山田昌和

2020 年

No. 82　眼科手術の適応を考える　編／溝田　淳
No. 83　知らずにすまない神経眼科疾患！　編／中村　誠
No. 84　眼科鑑別診断の勘どころ **増大**　編／柳　靖雄
No. 85　よくわかる屈折矯正手術　編／稗田　牧
No. 86　眼科におけるリスクマネジメントのポイント　編／峰村健司
No. 87　ここまでできる緑内障診療　編／中澤　徹
No. 88　スマホと眼 Pros & Cons　編／猪俣武範
No. 89　眼科不定愁訴と疾患症候のギャップを埋める　編／﨑元　暢
No. 90　眼科開業の New Vision—医療界の変化を見据えて—　編／上田俊介・大木孝太郎・井上賢治
No. 91　職業性眼障害のマネージメント　編／近藤寛之
No. 92　再考！脈絡膜疾患診療　編／辻川明孝
No. 93　斜視—基本から実践まで—　編／杉山能子

2021 年

No. 94　達人に学ぶ！最新緑内障手術のコツ　編／谷戸正樹
No. 95　確かめよう！乱視の基礎 見直そう！乱視の診療　編／大内雅之
No. 96　眼科診療ガイドラインの活用法 **増大**　編／白根雅子
No. 97　ICL のここが知りたい—基本から臨床まで—　編／北澤世志博
No. 98　こども眼科外来 はじめの一歩—乳幼児から小児まで—　編／野村耕治・中西(山田)裕子
No. 99　斜視のロジック 系統的診察法　編／根岸貴志
No. 100　オキュラーサーフェス診療の基本と実践　編／近間泰一郎
No. 101　超高齢者への眼科診療—傾向と対策—　編／小野浩一
No. 102　水晶体脱臼・偏位と虹彩欠損トラブル　編／小早川信一郎
No. 103　眼科医のための学校保健ガイド—最近の動向—　編／柏井真理子
No. 104　硝子体混濁を見逃さない！　編／池田康博
No. 105　強度近視・病的近視をどう診るか　編／馬場隆之

2022 年

No. 106　角結膜疾患における小手術—基本手技と達人のコツ—　編／小林　顕
No. 107　眼科医のための薬理学のイロハ　編／土至田　宏
No. 108　「超」入門　眼瞼手術アトラス—術前診察から術後管理まで— **増大**　編／嘉島信忠・今川幸宏

各目次等の詳しい内容はホームページ(www.zenniti.com)をご覧ください.

次号予告（5月号）

どう診る？視野異常

編集企画／近畿大学教授　　松本　長太

視野測定とストラテジー……………………野本　裕貴
スクリーニング………………………………奥出　祥代ほか
視野の進行評価………………………………朝岡　　亮
緑内障と視野……………………………宇田川さち子ほか
神経眼科疾患と視野…………………………坂本　麻里ほか
網膜疾患と視野………………………………國吉　一樹
心因性視覚障害，詐病と視野………………杉野　日彦ほか
視野とQOL……………………………………鈴村　弘隆
視野異常の自己チェック……………………江浦真理子
視覚障害と視野………………………………萱澤　朋泰

No. 109　**編集企画**：
木村亜紀子　兵庫医科大学准教授

Monthly Book OCULISTA　No. 109

2022年4月15日発行（毎月15日発行）
定価は表紙に表示してあります.
Printed in Japan

発行者　末　定　広　光
発行所　株式会社　**全日本病院出版会**
〒113-0033 東京都文京区本郷3丁目16番4号7階
電話（03）5689-5989　Fax（03）5689-8030
郵便振替口座 00160-9-58753
印刷・製本　三報社印刷株式会社　電話（03）3637-0005
広告取扱店　㈱メディカルブレーン　電話（03）3814-5980